DIE

IRRENKLINIK

DER

UNIVERSITÄT LEIPZIG

UND

IHRE WIRKSAMKEIT IN DEN JAHREN 1882—1886.

VON

DR. PAUL FLECHSIG,

O. PROFESSOR DER PSYCHIATRIE, DIRECTOR DER KLINIK, O. MITGLIED DER KÖNIGLICH SÄCHSISCHEN GESELLSCHAFT DER WISSENSCHAFTEN.

MIT ZWEI PLÄNEN.

LEIPZIG,
VERLAG VON VEIT & COMP.
1888.

DIE

IRRENKLINIK

DER

UNIVERSITÄT LEIPZIG

UND

IHRE WIRKSAMKEIT IN DEN JAHREN 1882—1886.

VON

DR. PAUL FLECHSIG,

O. PROFESSOR DER PSYCHIATRIE, DIRECTOR DER KLINIK, O. MITGLIED DER KÖNIGLICH SÄCHSISCHEN GESELLSCHAFT DER WISSENSCHAFTEN.

MIT ZWEI PLÄNEN.

LEIPZIG,
VERLAG VON VEIT & COMP.
1888.

Druck von Metzger & Wittig in Leipzig.

Vorbemerkungen.

Als das Königlich Sächsische Ministerium des Cultus und öffentlichen Unterrichts den Berichterstatter im Frühjahr 1878 beauftragte, eine für den psychiatrischen Unterricht bestimmte selbständige Irren-Anstalt („Irrenklinik") mit allen zur Pflege bez. Heilung Geisteskranker nothwendigen Hilfsmitteln zu organisiren, war ein Institut dieser Art, welches als Muster hätte dienen können, weder in Deutschland, noch sonst irgend wo vorhanden.[1] Zwar gab es bereits eine ganze Anzahl psychiatrischer Kliniken, aber sie wichen bezüglich ihrer allgemeinen Organisationsverhältnissen weit ab von dem, was man in Leipzig beabsichtigte: theils waren sie, wie in Berlin, Würzburg, Strassburg etc. Anhängsel grösserer allgemeiner Krankenhäuser, welche den an die moderne Irrenanstalt zu stellenden Ansprüchen nur unvollkommen gerecht wurden — theils waren es, wie in München, Erlangen, Marburg, Göttingen, Halle etc., grosse regelrecht organisirte öffentliche Irrenanstalten, die zumeist in grösserer Entfernung von den eigentlichen Universitätsinstituten gelegen, in erster Linie der staatlichen Irrenfürsorge und nur nebenher dem psychiatrischen Unterricht dienten. Noch gingen vor kaum 9 Jahren überhaupt die Ansichten bezüglich der zweckmässigsten Beschaffung des Materials für den psychiatrischen Unterricht weit auseinander. Den reformatorischen Ideen des Vorkämpfers der psychiatrischen Klinik, des seiner Wissenschaft

[1] Die Irrenklinik in Heidelberg (s. u.) war noch im Bau begriffen.

allzufrüh entrissenen Griesinger stand der grösste Theil der psychiatrischen Praktiker feindlich gegenüber. Insbesondere des Ersteren Vorschlag, psychiatrische Kliniken in Gestalt kleiner höchstens ca. 120 Betten umfassender Asyle in unmittelbarer Nähe bez. inmitten von (Universitäts-) Städten („Stadtasyle“ Griesinger) zu gründen, widersprach den landläufigen Anschauungen über den zu erfolgreicher Wirksamkeit unentbehrlichen „Apparat der modernen Irrenanstalt“ völlig. Im „Interesse der Irren“ protestirte man lebhaft gegen Institute, in welchen angeblich — wegen mangelnder ländlicher Ruhe, wegen ungenügender Gelegenheit zur Zerstreuung und zu ausgiebiger Beschäftigung auf dem Felde, in Gärten und Werkstätten u. s. w. — Geisteskranke weder geheilt, noch überhaupt irgendwie zweckmässig verpflegt werden könnten. Aber nicht nur, dass man Griesinger's Vorschläge als einen Versuch bekämpfte, die unglücklichen Geisteskranken zu wissenschaftlichen Zwecken rücksichtslos auszubeuten; auch für den psychiatrischen Unterricht selbst sollten Griesinger's Stadtasyle — weil zu klein und zu wenig Krankenmaterial bietend — unbrauchbar sein. So konnte es eine Zeit lang den Anschein[1] gewinnen, als ob der einzige grosse psychiatrische Kliniker, den Deutschland bis jetzt hervorgebracht, gerade in Sachen der Irrenklinik nur Mangel an Ueberlegung, praktischem Urtheil und — Humanität bewiesen habe.

Die Königlich Sächsische Staatsregierung theilte die Bedenken, welche gegen die Errichtung selbständiger psychiatrischer Kliniken in Form von „Stadtasylen“ vorgebracht wurden, keineswegs. Bereits war, als mich die Aufforderung zur Organisation der Irrenklinik traf, in der Nähe der medicinischen und chirurgischen Klinik ein Grundstück von 3,3 Hektar erworben und von den Land-

[1] Roller, Psychiatrische Zeitfragen, 1874, S. 22: „Die Unhaltbarkeit seiner (Griesinger's) Vorschläge ist zwar von verschiedenen Seiten gründlich nachgewiesen, so dass es überflüssig scheinen möchte, nochmals darauf zurückzukommen“ etc. — Die psychiatrische Section der Naturforscherversammlung in Dresden 1868 beschloss die Frage, ob (in Leipzig) ein klinisches Asyl nach den Vorschriften Griesinger's einzurichten sei, einfach zu verneinen.

ständen ein Baucapital in der Höhe von 750,000 Mark bewilligt worden. Auch hatte das Königlich Sächsische Landes-Medicinal-Collegium bereits ein Bauprogramm entworfen.

Der Bau wurde im Frühjahr 1880 begonnen und im Frühjahr 1882 zu Ende geführt, so dass am 17. April dieses Jahres die Kranken der alten städtischen Irrenstation im Georgenhaus (22 an der Zahl) in die Irrenklinik versetzt werden konnten. Am 2. Mai 1882 wurde die Klinik für die allgemeine Benutzung eröffnet.

Obschon hiernach der folgende Bericht nur einen Zeitraum von $4^2/_3$ Jahr umfasst, so dürften doch die gemachten Erfahrungen hinreichen, um die so heiss umstrittenen Fragen zu beantworten:

1) ob ein Stadtasyl, wie die Irrenklinik zu Leipzig, welches in allen wesentlichen Punkten nach Griesinger's Vorschlägen organisirt ist, als ein zweckmässiger Aufenthaltsort für Geisteskranke angesehen werden kann — und

2) ob ein solches Asyl hinreichendes Material für den psychiatrischen Unterricht liefert, beziehentlich ob es in dieser Hinsicht anderen Formen der Irrenanstalt vorzuziehen ist oder nachsteht.

Im Hinblick darauf, dass nach beiden Richtungen hin bisher nur sehr beschränkte praktische Erfahrungen vorliegen (nur über die psychiatrische Klinik zu Heidelberg, welche ähnliche, aber durchaus nicht völlig gleiche Organisations-Verhältnisse zeigt, wie die Leipziger, liegt ein Bericht von Prof. Fürstner vor), dürfen die nachfolgenden Mittheilungen wohl ein allgemeineres Interesse in Anspruch nehmen. Von dem Eingehen auf Details, wie sie sich in den Berichten aller Irrenanstalten finden (Ursachen der Seelenstörungen, Erblichkeit, Alter der Erkrankten etc.) ist absichtlich Abstand genommen, da in dieser Hinsicht die Klinik irgendwelche Besonderheit nicht bietet.

Leipzig, im September 1887.

Inhalt.

A. Einrichtungen der Klinik.

1) Bauliches.[1]

I.

Die Irrenklinik besteht aus einem Complex von fünf Gebäuden;

1) einem Centralgebäude, den grössten Theil der Krankenräume und — in einem besonderen Ausbau nach vorn — Verwaltungsräume, Laboratorium, Auditorium und Beamtenwohnungen enthaltend;
2) dem Wirthschaftsgebäude (Küche, Waschanstalt, Magazine etc.), welches durch bedeckte Corridore (Parterre-Bauten) mit dem Centralgebäude verbunden ist;
3) dem Maschinenhaus;
4) einem Isolirpavillon für ansteckende Krankheiten:
5) dem Director-Wohnhaus.

Die Gebäude unter 3—5 liegen völlig isolirt. Das Centralgebäude ist im Centrum zweistöckig (parterre und 2 Etagen), nach aussen schliessen sich einstöckige rechtwinklig geknickte Flügel an, welche in einem Parterrebau (Zellen enthaltend) enden.

---

[1] Die folgende Darstellung ist insofern nicht ganz correct, als einige bauliche Herstellungen, die erst vor kurzer Zeit in Angriff genommen worden sind, vorläufig nur auf der Männerabtheilung fertig gestellt werden konnten, auf der Frauenseite noch der Ausführung harren. Es handelt sich um die Verlegung eines Corridor-Abschlusses, wodurch die Abtheilung der Unruhigen im Verhältniss zur ersten Anlage wesentlich vergrössert wird. Bei der Beschreibung und auf den Plänen ist diese Abänderung als schon vollendet dargestellt und wird hoffentlich auch kurze Zeit nach dem Erscheinen dieses Berichtes thatsächlich vollendet sein.

Die Höhe im Lichten beträgt in allen Räumen des Centralgebäudes 3,6 m,[1] im Isolirpavillon 4,0 m.

Was die Anordnung der Krankenräume anlangt, so bestehen für jedes Geschlecht sieben völlig gesonderte Abtheilungen, nämlich je 6 im Centralgebäude und je eine im Isolirpavillon. Es sind beiderseits in ersterem vorhanden:

1) eine Abtheilung für körperlich schwache ruhige Kranke 2. Cl.,
2) „ „ „ „ rüstige „ „ „ „
3) „ „ „ ruhige Kranke 1. Classe,
4) „ „ „ halbruhige Kranke,
5) „ „ „ Unruhige oder sehr Gewaltthätige,
6) „ „ „ permanente Ueberwachung (Wachsaal), wozu (wie bereits erwähnt im Isolirpavillon)
7) die Abtheilung für mit ansteckenden Krankheiten behaftete Irre kommt.

Der socialen Stellung nach sind also die Kranken nur geschieden, in soweit es sich um ruhige Elemente handelt; für die übrigen Kranken I. Classe stehen auf den betreffenden Abtheilungen Separatzimmer zur Verfügung.

Sämmtliche Abtheilungen für Ruhige liegen im centralen Theil des Hauptgebäudes, die Abtheilung für die körperlich Schwachen im Parterre, die für die Kranken I. Classe im 1. Stock, die für die körperlich Rüstigen im 2. Stock. In den nach aussen gelegenen Abschnitten der Krankenflügel nehmen die Abtheilungen für Halbruhige und Unruhige das Parterre, der Wachsaal die I. Etage ein.

Die Kranken-Abtheilungen sind von sehr verschiedener Grösse, sowie Anordnung und Beschaffenheit der Einzelräume. Alle haben

[1] Es war in Folge der relativ geringen Höhe des Baucapitals nicht möglich, grössere Höhenmaasse in Anwendung zu bringen, da andernfalls die Flächenausdehnung der Krankenräume hätte beschränkt werden müssen; zweifellos würde hierdurch die Brauchbarkeit des Ganzen wesentlich mehr beeinträchtigt worden sein, da insbesondere geräumige Corridore für das ungestörte Zusammenleben zahlreicher Kranker unentbehrlich sind.

heizbare Corridore, welche zum Wohnen eingerichtet sind; doch finden sich daneben überall (ausser auf den Abtheilungen für ansteckende Kranke) noch besondere Wohnzimmer, da solche zweifellos weit behaglicher sind als Wohncorridore. Das Nähere erhellt aus folgender Uebersicht. Es enthält:

1) Abtheilung für körperlich schwache Ruhige (auch Nervenkranke) 2. Classe:

1 Wohnzimmer	31 □m	118 cbm,	
1 Schlafzimmer	47 „	170 „	
1 Corridor	59 „	213 „	

1 Garderobe,
1 Spülküche,
1 Closet.
(Bäder im benachbarten „Centralbad").

Corridorlänge 14,6 m. Gesammt-Cubik-Inhalt der bewohnten Räume ca. 500 cbm. Bestimmt für 6[1] Kranke und 1 Wartepersonal.

2) Ruhige 1. Classe:

1 Speisezimmer[2]	31 □m	111 cbm,
1 Wohnzimmer	46 „	167 „
1 Schlafzimmer	44 „	159 „
1 „	17 „	61 „
1 „	16 „	50 „
1 „	10,3 „	37 „
1 Corridor	84,0 „	305 „

Garderobe,
Bad,
Spülküche,
Closet.

Corridorlänge 22 m. Gesammt-Cubik-Inhalt der bewohnten Räume ca. 890 m. Bestimmt für 8 Kranke und 2 Wartepersonal.

[1] Eventuell 10 Kranke durch Umwandlung des Wohn- in ein Schlafzimmer.

[2] Nur auf der Frauenabtheilung; auf der Männerabtheilung liegt an entsprechender Stelle ein Billardzimmer.

3) Ruhige rüstige 2. Classe:

1 Wohnzimmer	33	□m	120	cbm,
1 Schlafzimmer	46	„	167	„
1 „	27	„	91	„
Corridor (Arbeitsraum)	36	„	130	„
Bad und Waschzimmer,				
Closet.				

Corridorlänge 13,2 m. Gesammt-Cubik-Inhalt der bewohnten Räume ca. 508 cbm. Bestimmt für 7 Kranke und 2[1] Wartepersonal.

4) Halbruhige:

1 Wohnzimmer	48	□m	173	cbm,
1 Schlafsaal	70	„	252	„
1 Schlafzimmer	20,5	„	74	„
1 „	16	„	57	„
1 Corridor	69	„	250	„
1 Bad,				
1 Closet,				
1 Spülküche,				
1 Zimmer zu ärztlichen Untersuchungen.				

Corridorlänge 18,0 m. Gesammt-Cubik-Inhalt der bewohnten Räume ca. 806 cbm. Bestimmt für 12 Kranke und 2 Wartepersonal.

5) Unruhige:

1 Wohnzimmer	48	□m	175	cbm,
1 Schlafzimmer	48	„	175	„
1 Corridor	61,5	„	224	„
1 Bad,				
1 Closet,				
3 Zellen à	14,0	„	51	„
1 Corridor dazu	17,0	„	62	„

[1] 1 Wartepersonal zur Ueberwachung der Beschäftigung.

Der Corridor vor den Zellen ist abschliessbar und hat eine Länge von 8,5 m, der Hauptcorridor von 20,5 m. Der Gesammt-Cubik-Inhalt der bewohnten Räume beträgt 636 cbm. Die Kranken schlafen zum Theil auf dem Wachsaal.

6) Wachsaal:

1 Wohnzimmer		48 □m	175 cbm,
1 Schlafsaal		70 „	252 „
1 „		48 „	175 „
1 Schlafzimmer		20,5 „	74 „
2 „	à	16 „	57 „
3 Zellen	à	16 „	57 „
1 Corridor		133 „	416 „
2 Bäder,			
2 Closets,			
1 Spülküche.			

Der Zellcorridor ist abschliessbar und hat eine Länge von 8,5 m, der Hauptcorridor von 30,5 m. Der Gesammt-Cubik-Inhalt der bewohnten Räume beträgt 1375 cbm.

Die Abtheilungen sub 5 und 6 sind insgesammt zur Aufnahme von 26 Kranken und 6 Wartepersonal bestimmt.

7) Im Pavillon für ansteckende Kranke sind die Abtheilungen nicht gleichmässig angelegt. Es enthält hier

a) die Frauen-Abtheilung:

1 Wohn- und Schlafzimmer	32,4 □m	131 cbm,
1 Zelle	20,0 „	80 „
1 Corridor	27,5 „	110 „
Bad,		
Closet.		

Gesammt-Cubik-Inhalt der bewohnten Räume 321 cbm. Bestimmt für 3 Kranke und 1 Wärterin.

b) die Männer-Abtheilung:

1 Wohn- und Schlafzimmer	36 □m	146 cbm,
2 Zellen à	15 „	60 „

1 Corridor 27,5 cbm, 110□ m

Bad.

Closet fehlt.

Gesammt-Cubik-Inhalt der bewohnten Räume 376 cbm.

Bestimmt für 4 Kranke und 1 Wärter.

Die gesammten Krankenräume fassen hiernach ausschliesslich der 15 Zellen 125 Betten für Kranke und 26 Betten für das Wartepersonal, welches ausnahmslos in den Krankenräumen schläft. Der Luftcubus beträgt in den Schlafzimmern pro Kopf im Minimum 25 cbm, in den Wohnräumen excl. der Corridore ca. 15 cbm, incl. der Corridore ca. 36 cbm. Der Gesammtcubikinhalt der bewohnbaren Räume incl. der Zellen beträgt ca. 10,050, d. i. ca. 64 cbm pro Kopf — 130 Kranke und 26 Wartepersonal angenommen. Die Klinik kann sonach bequem 130 Kranke fassen. Der Flächengehalt sämmtlicher bewohnbarer Räume beträgt ca. 2800 □m, d. i. mehr als 16 □m pro Kopf — die nur genannte Belegziffer angenommen und incl. der Corridore.

Jede Abtheilung hat ihren besonderen Zugang; durch Anlegung zahlreicher Treppenhäuser (7 im Hauptgebäude) ist es ermöglicht, dass man in jede einzelne gelangen kann, ohne eine andere zu passiren. Jeder neuzugehende Kranke kann also direct der Abtheilung zugeführt werden, auf welcher er verpflegt werden soll. Der Isolir-Pavillon ist von der Strasse aus direct, d. h. ohne Berührung des Hauptgebäudes zugänglich. Die Abtheilungen im Centralgebäude sind, soweit sie horizontal aneinanderstossen meist (Abtheilung der Ruhigen I. Classe. und Wachsaal — körperlich schwache Ruhige und Halbruhige) durch Treppenhäuser von einander getrennt und sämmtlich durch Dornverschlüsse abgeschlossen (das open door-System ist nirgends in der Klinik angewandt). Die Abtheilung der Halbruhigen ist von der der Unruhigen durch eine Doppelthür getrennt. Mit dem Wachsaal ist die letztere durch eine besondere Treppe verbunden, einmal weil die unruhigen Kranken zum Theil auf dem Wachsaal schlafen und weil die Nachtwache von hier aus die Zellen der Unruhigen-Abtheilung häufig zu revidiren hat. Die Treppenhäuser sind sämmtlich bis unter das Dach massiv gebaut.

Schlafzimmer sind, abgesehen von den 15 Isolirzellen, 34 vorhanden und zwar (excl. Wartepersonal) 4 für je 9 Kranke, 6 für 6 Kranke, 4 für je 5 Kranke, 1 für 4 Kranke, 5 für je 3 Kranke, 2 für je 2 Kranke, 12 für je einen Kranken. Insgesammt stehen also 49 verschiedene Schlafräume zur Verfügung. Unter Einrechnung der Wohn-Corridore vertheilen sich die Kranken tagsüber auf 32 Wohnräume, excl. der auch bei Tag benützten Schlaf- bez. Einzelzimmer. Es ist also in hohem Maasse eine Sonderung der Kranken in zusammengehörige Gruppen durchführbar. Die Tiefe der Schlafzimmer variirt zwischen 7 und 5,6 Meter, die der Wohnräume beträgt ausnahmslos 5,6 Meter. Die Corridore messen meist 3 Meter in die Breite, stellenweise bis 4,8 m, vor den Zellen der Unruhigen 2 m.

Die (15) Zellen sind zu Gruppen von nicht mehr als 3 angeordnet; nur eine Zelle im Pavillon für ansteckende Kranke liegt ganz isolirt. Die zum Wachsaal gehörige Gruppe liegt über dem Tagesraum der Unruhigen. Die Construction ist sehr mannigfaltig je nach den besonderen Zwecken, welchen die einzelnen Zellen dienen, — welche thatsächlich recht verschiedenartig sind. Die Zellen auf der Abtheilung der Unruhigen sind besonders stark gebaut, sie dienen besonders zur Isolirung der sehr Lauten und der Gewaltthätigen. Dieselben haben besondere Heizungsvorrichtungen (Wasserheizung) für die Fussböden, sodass letztere immer warm gehalten werden können. Die Fenster sind von gewöhnlicher Construction, leicht vollständig zu öffnen und innen zum Theil durch eiserne, im oberen Drittel durchlochte Läden, zum Theil durch starke Drahtgitter geschützt. Fenster aus starkem Glas sind in diesen Zellen absichtlich vermieden. Die Erwärmung wird durch Dampfluftheizung nach Sulzer's System (mit Pulsion durch Schrauben-Ventilatoren) bewerkstelligt. Eine Zelle hat Deckenventilation mittels eines (gegen die Zelle) leicht abschliessbaren Jalousien-Kopfes; auch ist künstliche Ventilation durch den eben erwähnten Pulsions- und durch einen mit Dampf betriebenen Saug-Apparat vorgesehen. Um die Abkühlung der Zellen während kalter Nächte zu verhüten, sind im Souterrain neben den Luftzuführungscanälen Wasserreservoirs angebracht, welche Abends durch Dampf erwärmt werden.

Die Zellen des Wachsaals unterscheiden sich nur wenig von gewöhnlichen Einzelschlafzimmern. Die Fenster haben innen Läden aus theilweise durchlochtem Blech bez. Drahtgeflecht; die Thüren sind mit dreifachem Schloss versehen und enthalten Beobachtungsöffnungen (wie alle Einzelschlafzimmer des Wachsaals). Diese Zellen sind hauptsächlich bestimmt für sehr schwache Unruhige, für solche welche zu Collapsen, Decubitus etc. neigen und deshalb auch bei Nacht unter fortwährender Controle gehalten werden müssen.

Die Zellen des Isolirpavillons haben Fenster mit 2—3 cm starken Glasscheiben in Rahmen, welche aus Holz und Eisen zusammengesetzt sind. Die Fenster haben eine beträchtlich grössere Höhe ($2^1/_4$ m) als im Centralgebäude. Das obere Drittel lässt sich durch Drehung um eine horizontale Axe nach innen öffnen, die unteren zwei Drittel gehen in Angeln, wie gewöhnliche Fenster und sind mit Pasquill-(Dorn-)Verschluss versehen. Die Zelle auf der Frauenabtheilung ist von besonderer Grösse (80 cbm Inhalt — für Fieberkranke); sie hat zwei grosse Fenster mit einer Lichtfläche von insgesammt $4^1/_4$ □m und kann so binnen Kurzem gründlich ausgelüftet werden. Das Fensterglas ist ungeschliffen und giebt in Verbindung mit der Nordlage ein höchst angenehmes Licht. Der Fussboden besteht aus Eichenparquett in Asphalt gelegt, die Wände sind (wie auch in den Zellen des Hauptgebäudes) cementirt und einschliesslich der Decken mit Oelfarbenanstrich versehen. Die Heizung geschieht durch Caloriferen (Käuffer'sche Schachtöfen im Souterrain); an künstlichen Ventilationseinrichtungen sind nur Luftklappen unter der Decke vorhanden. Fenstergitter sind im Pavillon nicht vorgesehen; sie werden ersetzt durch starke verschliessbare hölzerne Jalousie-Läden, welche auch zur Abdämpfung des Lichtes in den Zellen dienen. — Im Uebrigen haben auch eine Anzahl Einzelschlafzimmer (besonders bei den Halbruhigen) Einrichtungen, welche es ermöglichen, sie im Bedarfsfall in Zellen umzuwandeln (festere Thürverschlüsse, Läden an den Fenstern etc.).

Badezimmer sind im Ganzen 16 vorhanden; sie enthalten sämmtlich je eine Wanne. Die Construction der Wannen ist sehr verschieden; einige sind so eingerichtet, dass die Kranken darin völlig gestreckt in Schwebe erhalten werden können (zur Decubitus-Behandlung etc.); andere sind sehr kurz, so dass die Kranken mit Fuss und Rücken sich bequem anstemmen können (bei manchen sehr schwachen Kranken zweckmässig) etc. Der Wachsaal hat zwei Badezimmer, deren eines (wie das Bad der Unruhigen) unmittelbar den Zellen anliegt; alle übrigen Abtheilungen, die der schwachen Ruhigen ausgenommen, enthalten je ein Badezimmer. Die Kranken der letztgenannten Stationen, unter denen sich auch Rückenmarkskranke, Nervenschwache etc. ohne Geistesstörung befinden, baden im sogenannten Centralbad. Dasselbe ist eine mit allen zur Wasserbehandlung nothwendigen Apparaten ausgerüstete, zwischen der Männer- und Frauenabtheilung auf der Mittelaxe gelegene Badeanstalt und enthält ein Dampfbad, ein Heissluftbad, eine Badezelle mit Porzellanwanne (zu chemischen und electrischen Bädern), einen Raum mit Einrichtungen zur Application von Douchen in variabler Temperatur, Abreiberaum nebst Vorzimmer etc. Dieses Bad ist ausserhalb der Krankenflügel angebracht, um es für alle Abtheilungen benutzbar zu machen. — Die Badezimmer des Isolir-Pavillon sind mit leicht fahrbaren Wannen ausgestattet (zur Fieberbehandlung).

Die Closets in den Krankenräumen sind Water-Closets ohne Klappe mit Selbstspülung (beim Aufstehen). Die Gruben sind cementirt; die Desinfection erfolgt nach Süvern'schem System. In den Isolirzellen waren Closets vorgesehen, sind indess entfernt worden.

Auf der Abtheilung der Halbruhigen, welche im Centrum der Krankenflügel gelegen, von allen anderen Stationen leicht zugänglich ist, befindet sich ein Zimmer, welches mit allen für die ärztliche Untersuchung nöthigen Einrichtungen ausgestattet ist und auch den therapeutischen Apparat (insbesondere auch einen completen elektrischen Apparat, Operationstisch etc.) enthält.

Die Zimmer des Oberwartepersonals befinden sich unmittelbar am Eingang der Krankenflügel; nebenan liegt jederseits ein geräumiges Magazin für die zur Krankenpflege, Anstaltshygieine etc. nöthigsten Artikel, unmittelbar darunter im Souterrain ein Raum für die Aufbewahrung von Mineralwässern, Wein etc.

Die Fenster der Krankenflügel sind sämmtlich von gewöhnlicher Construction. Abgesehen von den Abtheilungen der körperlich hinfälligen Ruhigen — und Nervenkranken — sind überall äussere Stabgitter[1] angebracht.

Die Beheizung geschieht im ganzen Centralgebäude (und im Wirthschaftsgebäude) durch Centralheizung, meist Dampfluftheizung mit Pulsionsventilation, in einzelnen Räumen insbesondere im Verwaltungsgebäude Dampfwasseröfen nach Sulzer'schem[2] System. Die in den Aussenwänden gelegenen Luftabzugscanäle münden in den mit Jalousieköpfen versehenen Dachraum aus.

Die zu den Krankenabtheilungen gehörigen Gärten haben einen Gesammtflächenraum von 2 Hektaren — also einen in Anbetracht der hohen Arealpreise[3] recht beträchtlichen Umfang. Sie sind sämmtlich mit Steinmauern von ca. $2^1/_2$ m Höhe eingefriedigt — eine in Anbetracht der Nähe der Stadt ganz unentbehrliche Einrichtung. Es sind im Ganzen ausser den zwei mit Gartenanlagen versehenen Höfen der Krankenflügel — fünf völlig gesonderte Gärten vorhanden, welche in folgender Weise angeordnet sind:

Den Krankenflügeln des Centralgebäudes liegt nach vorn und aussen je ein grosser parkähnlicher Garten an, welcher auf der Männerabtheilung ca. 1 Hektar[4], auf der Frauenabtheilung 0,65

---

[1] Leider waren die Bemühungen des Berichterstatters, eine andere Form des Fensterschutzes in Anwendung gebracht zu sehen, vergeblich.

[2] Die Firma Gebrüder Sulzer hat sämmtliche Heizungs- und Wasserleitungsanlagen geliefert.

[3] Gegenwärtig beträchtlich höher als beim Ankauf.

[4] In früheren Jahren wurde ein grösserer Theil dieses Gartens zum Gemüsebau etc. verwandt, um Kranken Gelegenheit zu Arbeit im Freien zu geben, indess

Hektar bedeckt und allen jeweils ruhigen Elementen des Krankencoetus ohne Unterschied der Classe dient. Da die Dimensionen dieser Gärten zu gross sind, um eine genaue Ueberwachung der Kranken zu gestatten, ist eine Trennung derselben in je zwei Unterabtheilungen geplant. — Die Abtheilungen der Ruhigen und Halbruhigen haben directe Ausgänge nach diesen Gärten. — An der Rückseite des Centralgebäudes, von letzteren durch Innenhöfe getrennt, findet sich beiderseits ein Garten für die unruhigen Kranken, von den betreffenden Abtheilungen durch Rampen zugänglich; der Flächengehalt beträgt auf der Männerabtheilung 1000 □m, auf der Frauenseite 860 □m. Bei der Wahl des Platzes für diese Gärten war hauptsächlich die Rücksicht maassgebend, die darin promenirenden Kranken den Blicken der Aussenwelt völlig zu entziehen. Endlich befindet sich auch am Isolir-Pavillon eine umfriedigte Gartenanlage von ca. 400 □m Flächenraum.

An Arbeitsräumen verfügt die Männerabtheilung über einen heizbaren Raum im Souterrain (unter der Abtheilung der Halbruhigen), in welchem im Winter Strohflechterei etc. getrieben worden ist. Daneben befindet sich eine Werkstätte für Schuhmacher- und Tapeziererarbeiten. Auf der Frauenabtheilung besteht eine Nähstube. Auch auf dem grossen luftigen Hof des Maschinenhauses, in der Schlosserwerkstatt des letzteren, im Wirthschaftsgebäude etc. können Kranke beschäftigt werden.

Besondere Räume für Vergnügungen existiren nicht, abgesehen von einem Billardzimmer auf der Männerabtheilung, welches so angelegt ist, dass die Kranken jeder Abtheilung dahin gelangen können, ohne andere Stationen berühren zu müssen.

Der Gottesdienst findet in einer Capelle statt, welche auf der Mittelaxe des Centralgebäudes zwischen den Abtheilungen der Ruhigen 1. Classe gelegen ist.

Das Hauptverwaltungsgebäude, welches dem Central-

---

erwies sich die Fläche zu klein, um eine nennenswerthe Zahl von Kranken dauernd zu beschäftigen.

gebäude vorn anliegt und mit demselben durch alle Etagen verbunden ist, enthält

im Parterre: 2 Expeditionsräume,
1 Portierloge,
1 Wartezimmer,
die Wohnung des ersten Assistenzarztes und
1 Arbeitszimmer des Garderobiers;

in der ersten Etage: das Auditorium und wissenschaftliche Laboratorium (1 Mikrokopirsaal, 1 chemisches Arbeitszimmer, 1 Zimmer für die Gehirnsammlung), das Bureau des Directors, in welchem gleichzeitig die wissenschaftlichen Zwecken dienenden Apparate, Instrumente, Modelle etc. aufbewahrt werden, und die (schon jetzt ziemlich reichhaltige) Bibliothek;

in der zweiten Etage: die Familienwohnung des Inspectors und die Dienstwohnung des zweiten Assistenzarztes.

Das Wirthschaftsgebäude enthält: im Parterre die Kochküche, Zuputzraum, Spülküche, Speisekammer, die Waschanstalt (für nicht mit Excrementen beschmutzte Wäsche) und die Magazine des Verwalters; in der ersten Etage Wäschetrockenraum (Coulissen-Apparat), Plättzimmer, Mangelzimmer, Wäsche-Magazin, die Wohnung der Wirthschafterin, Familienwohnungen des Maschinisten und Oberwärters, Schlafzimmer für die Wasch- und Küchenmägde.

Das von einem grossen luftigen Hof umgebene Maschinenhaus enthält das Kesselhaus mit drei Dampfkesseln, einen Brunnen mit Dampfbetrieb, den Maschinenraum (für eine Sulzer'sche Zwillings-Dampfmaschine von 25 Pferdekräften), Kohlenkeller, den Ventilatorenraum, eine Schlosserwerkstatt.

Der angebaute Wasserthurm enthält: im Parterre den Desinfectionsapparat (eingerichtet zur Desinfection ganzer Matratzen etc. in Wasserdampf von 120° Cels.), einen durchaus cementirten und gewölbten Raum zur Reinigung von mit Excrementen beschmutzter Wäsche (auch als Sectionszimmer verwendbar); in der 1. und 2. Etage die Familienwohnung des Heizers, in der 3. Etage die

Wasserreservoirs, welche sowohl von dem Brunnen des Maschinenhauses, als von der städtischen Wasserleitung aus gespeist werden können.

Das Wohngebäude des Directors dient ausschliesslich diesem Zweck.

Sämmtliche Gebäude der Klinik sind durch elektrische Klingelapparate untereinander in Verbindung gesetzt. Insbesondere sind auch die Krankenräume reichlich damit bedacht; die Wachsäle z. B. sind mit den Wohnungen der Assistenzärzte wie des Oberwartepersonals und dem Portierzimmer durch directe Leitungen verbunden.

Auch ist die Klinik der Fernsprechanstalt für Leipzig und Umgegend angeschlossen; insbesondere bei Aufnahmen und Entlassungen von Kranken erweist sich diese Einrichtung von grossem Nutzen, weil so die Verhandlungen mit den Organen des Rathes der Stadt, den Gemeindevorständen der Umgebung etc. direct geführt werden können.

Mit dem städtischen Hauptfeuerwehr-Depot besteht eine directe telegraphische Verbindung (mittels des Döhring'schen Feuermelders).

II.

Ich betrachte noch kurz, welche Motive zu der Wahl dieser oder jener Einrichtung geführt und inwieweit sich dieselben an der Hand der Erfahrung als stichhaltig erwiesen haben.

Da die Bausumme eben nur zur Beschaffung der unbedingt nothwendigen Erfordernisse hinreichte, musste von vornherein auf Eleganz[1] verzichtet werden. Es konnte sich nur darum handeln, etwas practisch möglichst Brauchbares zu schaffen unter Wahrung aller wirklich gebotenen hygienischen Rücksichten. Der Bequemlichkeit und Sicherheit des Betriebes wegen wurde die weitaus grösste Zahl der Kranken in einem Gebäude vereinigt; nur

[1] Die Baukosten (excl. Grundstück) betragen bei der nur 100 Kranke fassenden Irrenklinik in Heidelberg fast die Hälfte mehr!

diejenigen wurden in einen völlig abgesonderten Bau verwiesen, deren Verpflegung im Hauptgebäude eine Gefahr für die Uebrigen gebildet haben würde. Die Erfahrung hat diesen Grundsatz für die Verhältnisse der Klinik als den allein richtigen erwiesen. Die ärztliche Controle des Isolirpavillons ist ganz unverhältnissmässig schwieriger als die Controle der sämmtlichen Abtheilungen des Centralgebäudes, welche der Director oftmals des Tages begehen kann, ohne mehr als einige Viertelstunden zu verlieren. Es bedarf dort auch eines relativ weit grösseren Pflegepersonals, sofern Unzuträglichkeiten bez. Unglücksfälle mit Sicherheit vermieden werden sollen. Im Hauptgebäude unterstützt sich das Personal benachbarter Abtheilungen gegenseitig, so dass jederzeit eine genaue Ueberwachung der Kranken zu ermöglichen ist, selbst für den Fall, dass gleichzeitig mehrere Wärter oder Wärterinnen dienstunfähig werden. Dass auch die Abtheilung der Unruhigen im Hauptgebäude untergebracht ist, halte ich für sehr zweckmässig; es lassen sich so jederzeit bei Tag wie bei Nacht störende Kranke von anderen Stationen leicht dahin bringen; auch bedarf gerade diese Abtheilung der stetigen ärztlichen Controle. Der Lärm, welcher hier ab und zu herrscht (oft ist es wochenlang recht ruhig), stört die Ruhe der übrigen Abtheilungen nur wenig. Da die Geräusche hauptsächlich durch die Luftheizungscanäle weiter verbreitet werden, so würde sich eine besondere Heizungsanlage für die Abtheilung der Unruhigen um so mehr empfehlen, als für letztere zeitweise eine ununterbrochene Tag und Nacht währende Beheizung wünschenswerth erscheint, was bezüglich der übrigen Abtheilungen nicht gilt.

Die Zahl der Abtheilungen (7) erscheint völlig genügend, und auch bezüglich ihrer Anordnung haben sich Missstände nicht ergeben. Mit weniger als 7 Abtheilungen würde bei den Betriebsmaximen (s. u.) nicht wohl auszukommen sein.[1] Insbesondere die

[1] Die Kliniken in Heidelberg und Strassburg haben nur je 5 Abtheilungen. Es fehlen dort besondere Abtheilungen für ansteckende Kranke, desgl. Wachabtheilungen von der Grösse und Ausstattung der Leipziger Klinik.

Vertheilung der Ruhigen auf drei Stationen möchte sich aus verschiedenen Gründen empfehlen. Zunächst müssen ruhige und geistig relativ klare[1] Kranke der gebildeten Stände von ungebildeten Kranken getrennt werden, sofern sie nicht schädlichen gemüthlichen Erregungen ausgesetzt werden sollen (auf ungebildete Kranke wirkt im Gegentheil das Zusammensein mit Gebildeten oft recht günstig). Die schwachen ruhigen Kranken ferner haben wesentlich andere Bedürfnisse als die rüstigen und arbeitsfähigen. So lassen sich, wenn drei Abtheilungen für Ruhige vorhanden sind, von sehr der Ruhe bedürftigen Reconvalescenten alle störenden Einflüsse weit sicherer fernhalten, als beim Zusammenwohnen aller Ruhigen, wobei naturgemäss recht heterogene Elemente sich berühren müssen.

Die Grösse der einzelnen Stationen entspricht zwar nicht immer bis in's Kleinste den jeweiligen Bedürfnissen; der Krankencoetus setzt sich naturgemäss zu verschiedenen Zeiten recht verschieden zusammen, die Zahl der Unruhigen z. B. wächst zeitweise beträchtlich an, zu anderen Zeiten finden sich deren fast gar nicht in der Klinik. Indess für das Durchschnittsbedürfniss ist die Grösse der Abtheilungen durchaus zweckmässig gewählt.[2] Dies gilt insbesondere auch für die Wachabtheilungen, die zufälliger Weise in ihrer ganzen Einrichtung (Zahl der Schlafzimmer, der Zellen etc.) den mehrere Jahre nach Vollendung der hiesigen Klinik von Gudden gemachten Vorschlägen entsprechen. Betrachtet man als Hauptbestimmung der Wachsäle die stete Tag und Nacht währende Ueberwachung der zu Selbstmord geneigten Kranken, die stete Beobachtung Schwerkranker (z. B. Paralytiker während der Anfälle), die Verhinderung von Unreinlichkeit, Decubitus etc., endlich die Beobachtung von der Simulation Verdächtigen etc., so

[1] Weiter darf die Rücksichtnahme auf die sociale Stellung nicht gehen, wenn Bauplan und Betrieb der Klinik nicht allzusehr complicirt werden sollen.

[2] Die gegenwärtig vorhandene Abgrenzung ist zum Theil erst im Laufe der Zeit auf Grund der gemachten Erfahrungen getroffen worden, wie auch die gegenwärtige Verwendung der Abtheilungen nicht mit der ursprünglich geplanten allenthalben übereinstimmt.

muss eine grössere Anzahl von Sälen und Einzelzimmern zu Gebote stehen, sofern die Kranken nicht unter dieser Einrichtung erheblich leiden sollen. Insbesondere müssen alle die Nachtruhe störenden Elemente und die Unreinen von den Anderen geschieden werden. Hierzu bedarf es mehrerer grösserer Schlafsäle, einer Anzahl von Zellen mit bequemen Beobachtungsöffnungen in unmittelbarer Nähe des Wachsaals, und Einzelzimmer für Kranke mit sehr leichtem Schlaf etc. Auch ein Tageraum ist unentbehrlich, um den Aufenthalt den Nicht-Bettlägerigen behaglich zu machen. Ist die nöthige Zahl von Wartepersonal vorhanden, so braucht die Anordnung der Räume auch nicht weiter übersichtlich zu sein. Zwei Bäder halte ich für zweckmässig, einmal weil die neuzugegangenen Kranken, welche meist auf die Wachsäle verlegt werden, fast ausnahmslos prolongirte Bäder erhalten (s. u.), und weil auch die unreinen Kranken sehr häufig gebadet werden müssen. Eines der Bäder wird ausschliesslich zu letzterem Zweck gebraucht. Auch zwei Closets sind sehr erwünscht, das eine in unmittelbarer Nähe der Zellen, das andere neben dem Saal für die Unreinen. — Die Wachsäle haben in der gewählten Einrichtung ihrer Bestimmung vollauf entsprochen; ohne sie würde bei der grossen Zahl intensiv zu Selbstmord neigender Kranken, welche jederzeit in der Klinik verpflegt werden, mit dem vorhandenen Personal auch entfernt nicht auszukommen sein. Es ist in den nunmehr $5^1/_2$ Jahren[1] seit Eröffnung der Klinik bei mehr als 2100 Aufnahmen meist frischer Fälle nur 1 Selbstmord[2] (1883) in der Klinik vorgekommen, und dieser betrifft gerade eine Kranke (chronisch Verrückte), welche nicht permanent auf

---

[1] Das Jahr 1887 eingerechnet.

[2] Die Verschuldung trifft ausschliesslich die betreffende Wärterin, welche der erhaltenen Weisung zuwider (der Selbstmord kam durchaus nicht unerwartet) die Kranke nur bis an — nicht bis in das Closet begleitete. Als Grund der Nachlässigkeit ergab sich allerdings die höchst unerwartete und wohl überhaupt nicht voraussehbare Thatsache, dass die Wärterin selbst im Prodromalstadium einer geistigen Störung stand, welche wenige Tage nach dem Unglück zum Ausbruch kam!

dem Wachsaal verpflegt, sondern der Beschäftigung halber auf einer anderen Abtheilung unter Specialaufsicht einer Wärterin gestellt war. —

Die Zahl der Zellen (15) hat sich als hinreichend erwiesen; sie waren meist nur Nachts in grösserer Anzahl besetzt, bei Tag ab und zu sämmtlich unbenützt. Trotzdem würde ich es nicht für richtig halten, die Zahl noch weiter zu beschränken, da es in hygienischer Hinsicht dringend nothwendig ist, für jeden Kranken, welcher Tage lang isolirt werden muss, mehrere Zellen zur Verfügung zu haben. Die geheizten Fussböden in 6 derselben sind eine grosse Wohlthat für die Kranken; „kalte Füsse" werden so möglichst vermieden. Die Lufterneuerung durch Pulsion bei geschlossenen Fenstern lässt viel zu wünschen übrig; durch ausgiebige Ausnützung der natürlichen Ventilation ist es indess bisher gelungen, die Zellen geruchfrei zu erhalten. Die Ventilation mittels eines Jalousiekopfes ergab weitaus die besten Resultate und leistete wenigstens im Sommer alles, was man überhaupt fordern kann.

Was im Uebrigen die hygienischen Verhältnisse der Klinik in der Berichtsperiode anlangt, so hat sich die geschlossene Bauart keineswegs als nachtheilig erwiesen. Zweifellos entsprechen die einspringenden Winkel der Rückfront der Krankenflügel nicht dem hygienischen Ideal — wennschon sie lediglich hygienischen Rücksichten ihren Ursprung verdanken (möglichste Entfernung der Closetgruben und der Abfallwässer führenden Schleussen von dem Heizcanal und den Grundmauern der Krankenflügel etc.) — indess erwecken sie meines Erachtens nach den vorliegenden Erfahrungen nicht wesentliche Bedenken. Die Gesundheitsverhältnisse in einem Gebäude wie die Irrenklinik hängen in der Hauptsache von der inneren Hygiene ab; es muss von vornherein die Einschleppung und das Haften von Infectionskeimen möglichst vermieden werden. Ersteres lässt sich nur erreichen, wenn die Möglichkeit gegeben ist, die Träger ansteckender Krankheiten vollständig, d. h. in einem besonderen Gebäude zu isoliren. In der That hat sich der (Ende

1885 fertig gestellte) Isolirpavillon bereits wiederholt als eine recht nützliche Einrichtung erwiesen. Wiederholt sind Typhuskranke in die Irrenklinik gekommen unter der falschen Diagnose „Geistesstörung“. In Fällen, wo das Fieber, der psychische Gesammtzustand etc. von vornherein die Diagnose auf eine Infectionskrankheit stellen liessen, wurde eine Weiterverbreitung der Krankheit leicht verhindert. Anders in zwei Fällen, deren Mittheilung von allgemeinerem Interesse sein dürfte. Bei einem männlichen Kranken, welcher (1885) unter der Diagnose Delirium tremens zuging, bestand vom Tage der Aufnahme an mässig erhöhte Temperatur (— 38,0), hochgradige körperliche Schwäche und Polyurie. Da der Kranke bereits früher einmal in der Klinik an ausgeprägtem Delirium alcoholicum behandelt worden war und auch beim zweiten Zugang ähnliche Erscheinungen zeigte, so war umsoweniger Grund vorhanden, an einen Typhus zu denken, als Patient von der inneren Klinik nach der Irrenklinik verlegt worden war und man dort auch nicht im entferntesten an Typhus gedacht hatte. Drei Wochen nach der Aufnahme begann die Temperatur plötzlich zu steigen, und es traten alsbald deutliche Symptome von Abdominal-Typhus hervor. Im Hinblick auf den atypischen Temperaturverlauf ist es mehr als wahrscheinlich, dass der Kranke im Remissionsstadium eines Typhus der Irrenklinik zuging (wodurch auch die Polyurie eine Erklärung finden würde) und hier an einem Recidiv erkrankte. Etwa zwei Wochen nach seiner Ankunft erkrankte sein bis dahin körperlich recht rüstiger Bettnachbar, ein bereits seit zwei Jahren in der Klinik befindlicher Blödsinniger (Dementia paralytica), welcher zeitweise der Coprophagie ergeben war, gleichfalls an ausgeprägtem Typhus abdominalis. Ein weiterer Fall ist seitdem auf der Männerabtheilung nicht vorgekommen, sodass wohl mit Sicherheit eine Infection des letztgenannten Patienten durch den ersterwähnten anzunehmen ist. — Im Januar 1886 wurde eine Frau unter der Diagnose „Melancholia agitata“ zugeführt, welche bereits seit fünf Wochen allgemeine Schwäche, Obstipation, Kopfschmerzen, schweres Krankheitsgefühl, Leibschmerzen etc. geklagt hatte, ohne dass der behandelnde Arzt eine Infectionskrankheit auch nur vermuthete. Bei der Aufnahme erschien die Temperatur völlig normal, und blieb es auch mehrere Wochen. Es war so kein genügender Grund vorhanden, an eine Infectionskrankheit zu denken und die Kranke wurde nicht isolirt. Etwa drei Wochen nach der Ankunft stellte sich bei ihr plötzlich hohes Fieber ein, welches durchaus atypische Verhältnisse erkennen liess und schliesslich mit Tod endete. Die Section ergab neben älteren vernarbten Typhusgeschwüren frische typhöse Infiltrationen im Darm. Hier liegt also der unumstössliche Beweis vor, dass die Kranke im Remissionsstadium eines bereits ausserhalb der Klinik entstandenen Typhus in letztere gekommen war. In diesem Fall verbreitete sich die Infection weiter, indem zwei in der Waschanstalt beschäftigte weibliche Patienten und die Oberwärterin der Klinik, welche der ersterwähnten Kranken wiederholt Clysmata applicirt hatte, von Typhus befallen wurden.[1] Seit dieser Zeit (Ende Februar 1886), also seit mehr als $1^1/_2$ Jahren sind Typhusfälle in der Klinik nicht wieder vorgekommen. Es erhellt aber aus dem Vorstehenden ohne Weiteres, wie dringend geboten die Isolirung von Typhuskranken ist. — Von weiteren Infectionskrankheiten erwähne ich einen Fall von Scarlatina bei einer geisteskranken Wöchnerin und einen Fall von Masern bei einem an Reflexpsychose erkrankten jungen Mann. Beidemale wurden die Kranken noch in ansteckungsfähigem Zustand der Klinik überwiesen. Ausserdem wurden zahlreiche Fälle von Erysipel, Pyämie (meist Alcoholdeliranten) etc. aufgenommen, so dass auch zur Einschleppung von Wundinfectionskeimen vielfach Gelegenheit gegeben war. Da manche dieser Individuen wegen hochgradiger Erregung isolirt werden mussten, lag die Gefahr einer Infection der Zellen des Centralgebäudes nahe, was die bedenklichsten Folgen für andere dort untergebrachte Kranke mit kleinen Verletzungen etc. hätte haben können. Durch das Vorhandensein von Zellen im Pavillon ist die Klinik auch gegen diese Gefahr hinreichend geschützt.

[1] Alle drei wurden geheilt.

Innerhalb der Klinik selbst ist nachweislich nur eine Epidemie zweifellos infectiöser Natur entstanden (1883 und 84), deren Ursache erkannt und gründlich beseitigt werden konnte. In Folge Bruchs eines Abfallwässer führenden Schleussenrohres wurde der Untergrund eines Ausbaus des Frauenflügels hochgradig verunreinigt, und es traten alsbald auf der betreffenden Abtheilung insgesammt 13 Fälle einer dysenterieähnlichen Darmaffection nebst diphtherieähnlicher Angina lacunaris und hohem Fieber (bis 40°) von mehrtägiger Dauer auf. Der Schleussenbruch wurde aufgefunden, das verunreinigte Erdreich ausgegraben, und es sind seit dieser Zeit (seit mehr als drei Jahren) Fälle dieser Affection nicht wieder beobachtet worden — wie überhaupt in den letzten 1½ Jahren (einschliesslich des bis jetzt verflossenen Theiles von 1887), mit Ausnahme je eines Falles von Erysipel, Carbunkel und croupöser Pneumonie, in der Klinik fieberhafte Infectionskrankheiten nicht nachweislich entstanden sind. Accidentelle Wundkrankheiten sind bei den in der Klinik Operirten (eine recht beträchtliche Zahl) überhaupt nie vorgekommen.

Die sanitären Verhältnisse der Klinik sind daher zweifellos als günstig zu bezeichnen, besonders wenn man erwägt, dass viele Hunderte der verpflegten Kranken zu Gewohnheiten neigen, die im schroffsten Gegensatz zu alle dem stehen, was gesundheitsförderlich ist. — Die Beschaffenheit der Luft in den Krankenräumen lässt, insbesondere was Geruchlosigkeit anlangt, wenig zu wünschen übrig; die geringe Höhe der betreffenden Räume hat sich somit bisher keineswegs in unangenehmer Weise fühlbar gemacht.

2) Verfassung und Verwaltungs-Grundsätze.

Das von dem Königlichen Ministerium des Cultus und öffentlichen Unterrichts unter Zuziehung des Königlichen Landes-Medicinal-Collegium und des Berichterstatters festgestellte Statut enthält bezüglich der Verfassung folgende Bestimmungen:

§ 1.

Die Irrenklinik der Universität Leipzig ist bestimmt zur ärztlichen Behandlung und Beobachtung aller Formen von Geistes- und Nervenkrankheiten, welche für den praktischen Unterricht in der Psychiatrie in Betracht kommen. Die Klinik nimmt zu diesem Behufe ohne Unterschied heilbare wie unheilbare, gemeingefährliche, wie ungefährliche, ansteckende und äusserlich entstellte Geisteskranke vorübergehend oder dauernd in Pflege. Als klinische Anstalt ist sie aber vorzugsweise zur Aufnahme solcher Geisteskranker bestimmt, welche heilbar, oder doch einer wesentlichen Besserung fähig sind. Ein Unterschied des Geschlechts, Standes oder Religionsbekenntnisses findet nicht statt.

In der Regel sind nur Angehörige des Königreichs Sachsen in die Klinik aufzunehmen, doch können ausnahmsweise auch Ausländer (vgl. § 23) aufgenommen werden.

Die Zahl der gleichzeitig in der Klinik zu verpflegenden Kranken darf 126 nicht überschreiten.

Die Verwendung der Kranken zu klinischen Demonstrationen erfolgt gemäss den Bestimmungen der Hausordnung.

§ 2.

Die Irrenklinik steht unmittelbar unter dem Ministerium des Cultus und öffentlichen Unterrichts.

Dasselbe ist die Anstellungs- und Dienstbehörde für sämmtliche Beamte der Klinik.

Ich möchte hierzu nur bemerken, dass die Vorschrift bezüglich der Maximal-Belegzahl der Klinik (126) in Folge des unten noch zu erwähnenden Vertrages mit der Stadt Leipzig nicht stricte befolgt werden konnte. Thatsächlich sind gleichzeitig bis zu 135 Kranke in der Klinik verpflegt worden.

Von den Bestimmungen bezüglich der Verwaltung citire ich nur den auf den Director der Klinik bezüglichen Paragraphen:

Die unmittelbare Leitung der Irrenklinik ist dem Professor der Psychiatrie an der Universität, als Director übertragen. Er ist der nächste dienstliche Vorgesetzte für alle übrigen bei der Klinik angestellten Personen.

Derselbe ist in erster Linie für die Erfüllung des Anstaltszweckes verantwortlich; er hat demgemäss die Klinik nach Maassgabe des Statuts, der Hausordnung und der sonst bestehenden Anordnungen des Ministeriums, im Uebrigen nach seinem eigenen, dem Ministerium verantwortlichen Ermessen zu verwalten, beziehentlich durch die betreffenden Organe verwalten zu lassen, die einzelnen Zweige des Dienstes und der Verwaltung, soweit nicht vom Ministerium ertheilte, oder genehmigte Instructionen darüber Bestimmung treffen, zu regeln, die Dienstleistung sämmtlicher Beamten und Bediensteten zu controliren und die ärztliche Behandlung der Kranken zu leiten und zu überwachen.

Fasst man die Bestimmungen des Statuts, auf welche hier verwiesen ist, näher in's Auge, so ergiebt sich, dass dem Director ein beträchtliches Maass von Selbstständigkeit gelassen ist, ein beträchtlich grösseres als es durchschnittlich den Leitern öffentlicher Irrenanstalten zusteht.

Dies betrifft ganz besonders seine Competenzen bezüglich der Aufnahme und Entlassung von Kranken.

Die Aufnahmegesuche zunächst sind ausnahmslos an die Direction der Irrenklinik zu richten, welche völlig selbstständig, ohne dem Königlichen Ministerium Mittheilung zu machen, die Aufnahme verfügt. Dem Königlichen Ministerium ist nur am Schlusse jedes Monats ein Verzeichniss der Aufgenommenen, welches vollständigen Namen, Geburtstag und -Ort, Wohnort, Religion, Beruf, ärztliche Diagnose, Einlieferungsperson beziehentlich Behörde, Verpflegclasse und Tag der Aufnahme enthält, zu übersenden.

Was die Aufnahme-Formalitäten[1] anlangt, so ist der

[1] Das Nähere findet sich in dem in Druck vorliegenden Auszug aus dem Statut der Irrenklinik.

Director berechtigt, Kranke eventuell lediglich auf Grund einer persönlichen Exploration aufzunehmen, sofern er hierbei nur die Ueberzeugung gewinnt, dass die Aufnahme gerechtfertigt bez. geboten ist; der Beibringung eines ärztlichen Zeugnisses bedarf es hierbei nicht. Dieser Modus ist, soweit es sich um Kranke handelt, die nicht seitens der Organe der Stadt Leipzig zugeführt werden, thatsächlich der häufigste geworden. Bei Kranken, an welchen der Director bei persönlicher Exploration sichere Zeichen von Geistesstörung nicht wahrzunehmen vermag, wird auf die Beibringung gewisser statutarisch vorgeschriebener Zeugnisse Gewicht gelegt, eines ärztlichen, worin die Dringlichkeit der Aufnahme bescheinigt bez. motivirt wird und einer Legitimation der die Zuführung bewirkenden Person oder Personen. Nur in Fällen bereits seit längerer Zeit bestehender Geistesstörung wird ein ausführliches ärztliches „Formulargutachten" erfordert, da derartige Kranke nur dann aufgenommen werden, wenn sie besonderes klinisches Interesse darbieten.

Abgesehen von den Fällen der letzteren Art vollziehen sich die Aufnahmeverhandlungen meist mündlich, in neuerer Zeit auch vielfach per Telephon bez. Telegraph.

Unmittelbar bei oder sofort nach der Aufnahme erfolgt die Feststellung der Staatsangehörigkeit bez. des Unterstützungswohnsitzes oder wird seitens des Bureau der Klinik eingeleitet. Anzeige bei der Staatsanwaltschaft, Ortsbehörde etc. erfolgt nicht.

Die Aufnahme von Kranken in die Irrenklinik ist also in keiner Weise mehr erschwert als bei gewöhnlichen Hospitälern. Das Wohl des Kranken dürfte hierdurch, da jeder Zeitverlust vermieden wird, besser gewahrt sein, als bei irgend welchem anderen Aufnahmemodus, wie auch widerrechtlichen Freiheitsberaubungen dadurch genügend vorgebeugt ist, dass der Director der Klinik durchaus selbständig die für die Nothwendigkeit einer Internirung geltend gemachten Gründe prüft.[1]

[1] Thatsächlich ist es ab und zu vorgekommen, dass der Director der Klinik Kranke, welche von in öffentlicher Pflicht stehenden Aerzten als der Anstaltspflege

Die Klinik ist, wie aus dem oben citirten § 1 des Statuts erhellt, nicht Landesanstalt bez. Heilanstalt für irgend welche besonderen Bezirke des Königreichs Sachsen. Nur der Stadt Leipzig gegenüber hat sie sich durch einen kündbaren Vertrag verpflichtet, alle Personen aufzunehmen, deren sofortige Unterbringung in einer Irrenanstalt seitens der Wohlfahrtspolizei für nothwendig erklärt wird. Die Stadt hat sich ihrerseits verbindlich gemacht, alle Personen, welche wegen constatirter Geistesstörung oder wegen Verdachtes auf Geistesstörung durch die städtischen Aerzte für anstaltsbedürftig erklärt werden, der Klinik zu überweisen. Die Nachtheile, welche aus diesem Vertrag der Klinik erwachsen, bestehen darin, dass die vorschriftsmässige Maximal-Belegzahl nicht immer eingehalten werden kann und dass vielfach Kranke zugehen, welche sich für die Zwecke der Klinik nicht eignen. Indess lassen sich die Vortheile, welche der Vertrag durch den Zufluss zahlreicher, für den Unterricht sich eignender frischer Fälle gewährt, auf einem anderen Wege nicht gewinnen. Die Stadt kann auf die Errichtung einer eigenen Irrenanstalt nur unter der Bedingung verzichten, dass die Klinik alle Functionen übernimmt, die einer solchen Anstalt zufallen würden.

Gemäss statutarischer Bestimmung bestehen zwei Verpflegclassen. In der I. Classe beträgt für Sächsische Staatsangehörige der Verpflegbeitrag 1,25 M. pro Tag (450 M. pro Jahr) excl. der auf 150 M. pro Jahr normirten „Berechnungsgelder", für Nichtsachsen 4 M. pro Tag. In der II. Classe ist von selbstzahlenden Sächsischen Staatsangehörigen 60 Pfg. pro Tag (216 M. pro Jahr) zu entrichten. Orts- und andere Krankencassen, sowie Berufsgenossenschaften zahlen für Sächsische Staatsangehörige

---

bedürftig erklärt worden waren, nach wenigen Tagen wieder in Freiheit gesetzt hat. Selbstverständlich kann auch der Director sich irren; der Psychiater ist auf seinem Gebiet ebensowenig unfehlbar, als jeder andere Arzt auf dem seinen. Falsche Diagnosen können auch dem Geübtesten unterlaufen und „widerrechtliche Freiheitsberaubungen" zur Folge haben — ohne dass im Geringsten Leichtfertigkeit oder mala fides vorliegt. Bisher ist ein solcher Fall in der Klinik indess nicht vorgekommen.

gleichfalls 60 Pfg., für Nichtsachsen 1,50 M. pro Tag. Für Armenverbände ist der Verpflegbeitrag auf 30 Pfg. pro Tag (108 M. pro Jahr) normirt für Kranke, welche innerhalb Sachsen den Unterstützungswohnsitz haben oder landarm sind (gleichviel welcher Staatsangehörigkeit) — auf 1,50 M. für Nichtsachsen, die ausserhalb Sachsens den Unterstützungswohnsitz haben. Die Stadt Leipzig leistet an die Klinik Verpflegbeiträge nach folgenden Sätzen: 1) dafern gleichzeitig mehr als 20 von der Stadt zugeführte Personen in der Klinik vorhanden sind für 20 pro Kopf und Tag zu 2,50 M., für alle Uebrigen je 108 M. pro Kopf und Jahr (= 29,6 Pfennig pro Kopf und Tag); 2) dafern gleichzeitig nicht mehr als 20 städtischerseits zu unterhaltende Personen in der Klinik sich befinden, für jeden Kopf pro Tag 2,50 M. — Im Uebrigen bestehen 15 Freistellen, welche ausschliesslich der Director verleiht.

Die Entlassung von Kranken aus der Klinik erfolgt in der Regel ausschliesslich auf Beschluss beziehentlich unter alleiniger Verantwortung des Directors, welcher hierbei nach folgenden Grundsätzen verfährt:

Heilbare Kranke werden womöglich stets bis zur Heilung oder mindestens solange zurückgehalten, bis sie mit Aussicht auf baldige vollständige Genesung in die Familie zurückkehren können. Diese Maxime ist meines Erachtens schon insofern von grosser practischer Bedeutung, als andernfalls auf die Zuführung zahlreicher frischer Krankheitsfälle durch die Angehörigen[1] der Kranken selbst nicht zu rechnen sein würde. Wird doch die Leistungsfähigkeit einer Irrenanstalt vom Publicum nur nach der Zahl der wirklich geheilt Entlassenen, der sichtlich mit Erfolg behandelten Kranken beurtheilt, und können die Vorurtheile, welche noch heute gegen Irrenanstalten bestehen, nur durch das Bekanntwerden zahlreicher Heilerfolge beseitigt werden. Auch erscheint es vom thera-

[1] Gerade unter den von den Familien direct der Klinik zugeführten Kranken befinden sich viele, welche schon in den ersten Tagen nach Ausbruch der Geistesstörung zugehen.

peutischen Standpunkt aus bedenklich, in frühen Krankheitsstadien befindliche heilbare Irre, welche sich eben erst an die Anstalt gewöhnt haben, weiter zu transportiren.[1] Und endlich muss den Aerzten der Klinik möglichst Gelegenheit geboten werden, Krankheitsfälle in ihrem ganzen Ablauf zu beobachten, da sie nur auf diesem Wege eine grössere Sicherheit in der Diagnose, Prognose etc. gewinnen können.

Demgemäss werden auch Personen, welche selbst nach Jahre langem Bestehen der Krankheit noch irgend wie gegründete Aussicht auf Heilung gewähren, bis zur definitiven Entscheidung zurückbehalten.

Ist durch hinreichende Beobachtung festgestellt, dass Heilung unmöglich oder höchst unwahrscheinlich ist, so wird die Evacuation vorbereitet, sofern es sich nicht um klinisch besonders interessante Krankheitsfälle oder Pfleglinge handelt, deren Ableben in absehbarer Zeit zu erwarten ist. Die nicht zu letzteren Kategorien gehörigen gemeingefährlichen Unheilbaren, welche im Königreich Sachsen staatsangehörig oder unterstützungsberechtigt sind, werden in die Königlichen Irren-Pflege-Anstalten Colditz und Hubertusburg (sehr selten in Privatanstalten) evacuirt, die, welche Sachsen nicht angehören, ihren betreffenden Heimathsbehörden (beziehentlich direct den heimathlichen Irrenanstalten) übergeben. Harmlose, nicht störende Unheilbare werden den Angehörigen oder unterstützungspflichtigen Gemeinden zur Unterbringung in Siechen-, Armenhäusern, gewöhnlichen Hospitälern etc. überwiesen. Die der Stadt Leipzig angehörigen Kranken letzterer Art werden meist in das St. Georgenhaus, selten in das St. Jacobs-Hospital evacuirt.

Die Versetzung Unheilbarer in die Königlich Sächsischen Landes-Pflege-Anstalten kann erst nach Erfüllung[2] all der zeit-

---

[1] Bei unheilbaren beziehentlich chronisch Kranken ist im Gegentheil ein Wechsel des Aufenthalts oft von günstigem Einfluss.

[2] Es sind demgemäss in der neueren Zeit die Aufnahmen unheilbarer Kranker möglichst beschränkt worden.

raubenden Formalitäten erfolgen, welche im Allgemeinen vorgeschrieben sind. Besondere Vergünstigungen sind in dieser Hinsicht der Klinik nicht zugestanden, sodass die Möglichkeit, durch Evacuation in genannte Anstalten rasch Platz für Neuaufnahmen zu beschaffen, nicht besteht. — Hingegen ist es der Direction der Klinik gestattet, heilbare Kranke ohne vorherige Anmeldung der Königlichen Heilanstalt Sonnenstein zuführen zu lassen — von welcher Vergünstigung indess bisher noch nicht Gebrauch gemacht worden ist.

Dringen die Angehörigen beziehentl. gesetzlichen Vertreter eines Kranken ihrerseits auf Entlassung, so kann der Director der Klinik dieselbe nur für den Fall verweigern, dass Gemeingefährlichkeit vorliegt. Neigung der Kranken zu Selbstmord berechtigt laut Specialverfügung des Königlichen Ministeriums an sich nicht, die Ausantwortung zu versagen, da hierfür eine gesetzliche Basis nicht vorhanden ist. Leider sind schon wiederholt Kranke diesem Grundsatz zum Opfer gefallen, indem dieselben — zum Theil schon kurze Zeit nach der Entlassung — zum Selbstmord schritten. Die von den gesetzlichen Vertretern der Kranken in den einschlagenden Fällen auszustellenden Reverse haben lediglich einen formellen Werth, da sie nur die Direction der Klinik rechtfertigen, nicht aber die Kranken schützen. Auch die vorgeschriebene Mittheilung der betreffenden Entlassungen an die zuständigen Verwaltungsbehörden erweist sich nicht als ausreichend. Ich kann demgemäss dem von anderer Seite geäusserten Vorschlag, wie die Aufnahme, so auch die Entlassung aus der Klinik möglichst zu erleichtern, nicht beistimmen.

Geheilt oder gebessert in die Familie entlassenen mittellosen Kranken können Geldunterstützungen gewährt werden, indem laut Verfügung des Königlichen Ministeriums alljährlich 900 Mark aus der „Mende-Stiftung“ dem Director der Klinik zu diesem Behuf zur Verfügung gestellt sind — eine in der That recht segensreiche Einrichtung.

Ueber die Entlassungen wird dem Königlichen Ministerium

ein monatlicher Rapport erstattet, Namen, Zeit des Abgangs und Behandlungsresultate enthaltend. Im Uebrigen ist bei der vorgesetzten Behörde alljährlich ein Bericht einzureichen, in welchem alle wesentlichen Vorkommnisse, die gesammte Krankenbewegung etc. zusammenzustellen sind.

Der innere Dienst in der Klinik wird geregelt durch eine Hausordnung und durch Dienstinstructionen, von deren Drucklegung vorläufig Abstand genommen worden ist, da völlig abschliessende Bestimmungen noch nicht vorliegen. Der vom Oberwartepersonal zu erstattende Tagesbericht ist in der Hauptsache dem von Gudden gegebenen Schema nachgebildet.

Das Anstaltspersonal besteht aus drei Assistenzärzten (2 klinischen und 1 wissenschaftlichen), 4 Bureaubeamten (Inspector, Wirthschafts-Assistent, Expedient, Copist), Oberwärter, Oberwärterin, 13 Wärtern (incl. 1 Aufseher und 1 Garderobier) und 13 Wärterinnen, Maschinist, Heizer und Heizungsgehilfe, Wirthschafterin, Waschvorgesetzte, Gärtner, Portier, Ausläufer, Köchin und 5 Mägden, in Sa. 49 Angestellte. Die Seelsorge liegt in den Händen eines Geistlichen der Parochialkirche, welcher sich bezüglich des, einzelnen Kranken zu gewährenden geistlichen Zuspruchs, mit dem Director ins Einvernehmen setzt.

Der Inspector ist für das gesammte Kassenwesen verantwortlich. Die Ausgaben hat, soweit sie nicht durch den Etat der Klinik ein für allemal geregelt sind, der Director zu controliren beziehentlich zu bestimmen.

B. Leistungen der Klinik.

1) Als Irrenanstalt.

Von Bedeutung sind hier in erster Linie Zahl und Form der behandelten Fälle von Geistesstörung und die Behandlungs-Resultate.

a) Zahl der behandelten Fälle.

Die Gesammtzahl der Aufnahmen während der Zeit vom 17. April 1882 bis 31. December 1886 beträgt

1894[1]

und zwar:

1882	231	bei	232	Aufnahmegesuchen
1883	364	„	367	„
1884	376	„	383	„
1885	457	„	469	„
1886	466	„	526	„

Die Aufnahmen zerfallen in 3 Gruppen:

1) erstmalige,
2) wiederholte von Kranken, welche völlig oder relativ geheilt,
3) wiederholte von Kranken, welche (auf Wunsch der Angehörigen oder um Platz für neue Aufnahmen zu schaffen) ungeheilt bez. nur wenig gebessert entlassen worden waren, „wiederholte Aufnahmen im engeren Sinn“.

---

[1] Die Personalliste weist 2 Aufnahmen mehr auf, die ich indess nicht berücksichtige, da die betreffenden Einträge nur aus rein formellen Gründen erfolgt sind.

Die letztere Kategorie, insgesammt 186 (119 Männer, 67 Frauen) ist von der Zahl der Aufnahmen abzuziehen, um ein klares Bild der behandelten Krankheitsfälle zu gewinnen. Es verbleiben hiernach an Aufnahmen der ersten und zweiten Kategorie

1882	218
1883	327
1884	329
1885	409
1886	425[1]
Sa.	1708

Von diesen 1708 Aufnahmen betreffen 22: Fälle von Nervenkrankheit ohne Geistesstörung und 2 gesunde Individuen, welche behufs Feststellung des Geisteszustandes der Klinik überwiesen wurden. Sonach wurden insgesammt 1684 Fälle von Geistesstörung in Behandluug genommen.

Hierunter waren

Erste	Aufnahmen	957	männl.,	577	weibl.	Individuen,
Zweite	„	84	„	27	„	„
Dritte	„	22	„	3	„	„
Vierte	„	9	„	1	„	„
Fünfte	„	3	„	—	„	„
Sechste	„	1	„	—	„	„
	Sa.	1076	männl.,	608	weibl.	Individuen.

Die Zahl der an Geistesstörung behandelten Individuen betrug hiernach 957 männlichen, 577 weiblichen Geschlechts, in Summa 1534.

[1] Vergleiche mit anderen Anstalten s. u. Hier nur so viel, dass von 79 öffentlichen Irrenanstalten Deutschlands, welche Lähr (Die Heil- und Pflegeanstalten für psychisch Kranke etc., Berlin 1882) aufführt, im Jahre 1880 nur 4 über 300 Aufnahmen hatten. Die Aufnahmeziffer, welche die Irrenklinik 1886 erreichte, würde hiernach — auch nach Abzug der acuten Alcoholpsychosen — nur von den öffentlichen Anstalten in Berlin und Hamburg übertroffen werden.

b) Krankheitsformen.

I. Pathologisch-anatomisch definirbare Hirnkrankheiten.

	Männer.	Weiber.	Sa.
Encephalo-Meningitis chronica diffusa (Dementia paralytica)	220	64	284
Einfache[1] senile Hirnatrophie	14	26	40
Acute Erkrankungen der weichen Hirnhäute[2]	5	—	5
Hirnquetschung (Schädelfractur)	1	—	1
Secundäre diffuse Hirnerkrankungen[3]	19	14	33
Herderkrankungen des Gehirns	23	8	31
Cretinismus alpinus	—	1	1
Mikrokephalie	—	3	3
II. Toxische Hirnveränderungen.			
Alcoholismus[4]	306	13	319
Morphinismus	4	4	8
Blei-Intoxikation[5]	6	—	6
Schwefelkohlenstoff-Vergiftung	—	5	5
Andere Intoxikationen[6]	3	1	4
III. („Functionelle") Hirnleiden zweifelhafter Natur, unter dem Bild von			
Einfacher Geistesstörung	345	385	730
Einfacher Idiotie	14	5	19
Seelenstörung mit Epilepsie[7]	114	36	150
„ „ Hystero-Epilepsie	2	43	45
	1076	608	1684

[1] Ohne Herderkrankungen.

[2] Mening. tuberculosa, epidem. Cerebro-Spinal-Meningitis, Subarachnoideal-apoplexie — mit überwiegend psychischen Störungen.

[3] In Folge primärer Erkrankungen anderer Organe, z. B. Schrumpfniere, Endocarditis etc. — hierunter mehrere Fälle choreatischer Geistesstörung.

[4] Umfasst alle durch Alcoholmissbrauch entstandene Formen von geistiger Störung, das acute und chronische Alcoholdelirium, die alcoholische Verrücktheit, Alcoholmanie — Melancholie, Alcoholparalyse, pathologische Rauschzustände u. s. w.

[5] Geistige Störungen fanden sich bei 23 in die Klinik aufgenommenen Bleiarbeitern; indess konnte nur 6 Mal Bleivergiftung als specifische Ursache der vorliegenden Hirnerkrankung angesehen werden.

[6] Atropin, Salicylsäure, Cocaïn.

[7] Hierunter auch eine Anzahl von Reflexpsychosen mit nachweisbarem Ausgangspunkt (Narben etc.).

Die „wiederholten Aufnahmen" betreffen

	Männer.	Weiber.	Sa.
Encephalo-Meningitis chronica diffusa	38	7	45
Einfache senile Hirnatrophie	—	1	1
Secundäre Hirnaffectionen	2	2	4
Alcoholismus	5	2	7
Einfache functionelle Psychosen	46	46	92
Einfache Idiotie	3	—	3
Seelenstörung mit Epilepsie	25	5	30
„ „ Hystero-Epilepsie	—	4	4
	119	67	186

c) Behandlungsresultate.

Es waren am 31. December 1886 noch in der Klinik 67 männliche und 59 weibliche Kranke; es kamen also in Abgang in Sa. 1559 Geisteskranke und zwar:

	Männliche.	Weibliche.		
1) geheilt	480	220 =	700	1091
2) wesentlich gebessert. . . .	249	142 =	391	
3) wenig gebessert oder ungeheilt	143	137 =	280	468[1]
4) es starben	138	50 =	188	
	1010	549 =	1559	

α) Was zunächst die Heilungen anlangt, so sind hier lediglich Individuen aufgenommen, welche die Klinik 1) geistig normal verliessen und 2) nicht alsbald rückfällig wurden.

Der Krankheitsform nach vertheilen sich die Heilungen in folgender Weise:

Sa. der behandelten Fälle:		Männer.	Weiber.	Sa.
284	Encephalo-Meningitis chronica diffusa (Dem. paral.)	7	—	7
31	Herderkrankungen (Hirn-Syphilis) . .	4	—	4
33	Secundäre diffuse Hirnerkrankungen .	3	3	6
	Latus	14	3	17

[1] + 186 = 654.

Sa. der behandelten Fälle.		Männer.	Weiber.	Sa.
	Transport	14	3	17
319	Alcoholismus	240	12	252
8	Morphinismus	2	4	6
6	Bleipsychosen	6	—	6
5	Schwefelkohlenstoff-Vergiftung . . .	--	4	4
4	Andere Intoxikationen	3	1	4
730	Einfache functionelle Seelenstörungen .	174	166	340
150	Seelenstörung mit Epilepsie	40	9	49
45	„ „ Hystero-Epilepsie .	1	21	22
		480	220	700

Die 7 Fälle von Dementia paralytica, welche als geheilt aufgeführt sind, betreffen ausnahmslos Individuen, welche seit mehr als 2 Jahren (mehrere seit 4 Jahren) einen normalen Geisteszustand darbieten. Es handelte sich hier nicht um alcoholische Paralysen, sondern um Fälle auf vorwiegend syphilitischer Basis. Die geheilten Fälle alcoholischer Paralyse finden sich beim Alcoholismus verzeichnet. Die geheilten Fälle von Herderkrankungen des Gehirns betreffen sämmtlich Hirnsyphilis mit Herdsymptomen (also muthmaasslich Gummata bez. Arterien-Syphilis).

β) Gebesserte: Es sind hier nur die erheblich Gebesserten aufgenommen, die wenig gebesserten sind den Ungeheilten beigefügt. Es befinden sich darunter eine ziemliche Zahl „relativer Heilungen“ (insbesondere epileptisches Irresein, acute alcoholische Psychosen u. s. w.). — Thatsächlich lässt sich zwischen absoluten und relativen Heilungen, zwischen letzteren und Besserungen eine scharfe Grenze nicht ziehen, schon deshalb, weil über das Schicksal zahlreicher Kranker nach Entlassung aus der Anstalt genaue Nachrichten nicht zu erlangen sind. Mit Rücksicht hierauf ist die Zusammenfassung der Geheilten und Gebesserten mehr als die Sonderung geeignet, Irrthümern vorzubeugen. Von besonderem Interesse dürfte die Zahl der „gebessert“ in die Freiheit entlassenen Paralytiker sein. Dieselbe betrug insgesammt 36 —

davon waren Intermissionen, d. h. die psychischen Krankheitserscheinungen traten vorübergehend völlig zurück in 7 Fällen, sodass die betreffenden Kranken auf längere Zeit (bis zu $1^3/_4$ Jahren) wieder arbeitsfähig wurden (Näheres über die Behandlungsweise an einem anderen Ort). Ein Theil der in psychisch normalem Zustand entlassenen Paralytiker befindet sich noch jetzt ausserhalb der Anstalt, ist aber nicht den Geheilten beigezählt, weil die Dauer der „Remission" noch zu kurz ist.

Eine nicht unerhebliche Anzahl der gebessert Entlassenen war heilbar und wurde nur aus äusseren Gründen (auf Drängen der Angehörigen oder der Unterstützungsgemeinden — besonders kommen hier „Ausländer" in Betracht) entlassen. In einer ganzen Reihe von Fällen wurde die Entlassung Heilbarer vor vollendeter Heilung seitens der Direction verfügt in der Ueberzeugung, dass im Kreis der Familie beziehentl. auf einem ländlichen Aufenthalt die Reconvalescenz schneller fortschreiten werde (vergl. oben).

γ) Ungeheilte. Unter den 280 oben aufgeführten Ungeheilten sind nur die einmaligen Entlassungen im ungeheilten Zustand berücksichtigt. Wie bereits früher erwähnt, fanden eine grössere Anzahl ungeheilt Entlassener wieder Aufnahme in der Klinik — insgesammt 119 Männer, 67 Frauen —; ein erheblicher Theil derselben wurde auch wiederholt ungeheilt entlassen (der Rest starb oder blieb am 31. Decbr. 1886 im Bestand oder wurde schliesslich gebessert oder geheilt entlassen).

Die wiederholt ungeheilt Entlassenen dürften einen specifischen Bestandtheil der Stadtasyle bilden. Es handelt sich um nicht gemeingefährliche Chronisch-Kranke, die für gewöhnlich in der Familie oder in Siechenhäusern u. dergl. leben können und nur vorübergehend so störend werden, dass sie der Unterbringung in einer geschlossenen Anstalt bedürfen. Ein beträchtlicher Theil derselben war im Georgenhaus untergebracht und wurde von da wegen störenden Verhaltens oder auch zu Unterrichtszwecken zeitweise in die Klinik zurückgenommen. Von den Morphinisten wurden zwei (Männer) ungeheilt entlassen, weil sie bald nach der Aufnahme (sie waren auf der Durchreise von der Polizei aufgegriffen worden), die Klinik wieder verliessen (um ihre Reise fortzusetzen).

Von den (nicht wieder zugegangenen) im ungeheilten Zustand Entlassenen wurden abgegeben:

an die Landespflege-Anstalten	142
an andere Irren-Anstalten	42
an die Familie, an Siechen-, Armenhäuser und gewöhnliche Hospitäler	96

Auffallend gering muss die Zahl der in die Königlich Sächsischen Pflege-Anstalten Evacuirten erscheinen. Es erklärt sich dies daraus, dass hier nur die direct von der Klinik in die Pflege-Anstalten verlegten Kranken aufgeführt sind. Zweifellos sind auch zahlreiche andere in der Klinik verpflegte Ungeheilte schliesslich in die genannten Pflege-Anstalten gelangt (so vom Georgenhaus zu Leipzig aus u. s. w.); ihre Zahl lässt sich aus leicht begreiflichen Gründen nicht leicht ermitteln.

Todesfälle.

Die Todesfälle betragen 188, d. i. ziemlich genau 12% des Abgangs (excl. der „wiederholten Aufnahmen") wie überhaupt der zur Behandlung gelangten Personen. Diese Ziffer erklärt sich einmal aus der Natur der behandelten Krankheiten (viele frische Fälle, welche praeter propter die grössten Mortalitätsziffern ergeben — starkes Vertretensein der Krankheitsformen, welche erfahrungsgemäss in relativ kurzer Zeit mit Tod enden), andererseits aus der Befolgung des Grundsatzes, gerade solche Kranke nicht zu evacuiren, deren Ableben in absehbarer Zeit zu erwarten ist (um ein möglichst grosses autoptisches Material zu erlangen).

Was die Vertheilung der Todesfälle auf die einzelnen Krankheitsformen anlangt, so entfallen auf:

		Männer.	Weiber.	Sa.
I.	Encephalo-Meningitis chronica diffusa .	79	14	93
	Einfache senile Hirn-Atrophie	6	6	12
	Acute Meningealaffectionen	5	—	5
	Herderkrankungen	10	4	14
	Mikrokephalie	—	1	1
	Secundäre diffuse Gehirnerkrankungen .	16	11	27
II.	Alcoholismus	13	—	13
III.	Einfache funct. Geistesstörung[1] . . .	8	14	22
	Seelenstörung mit Epilepsie	1	—	1
		138	50	188

Hervorheben möchte ich in Bezug auf diese Zahlen, dass hiernach die eigentlichen Geisteskrankheiten, abgesehen von der Dementia paralytica, ein sehr geringes Contingent zu den Todesfällen stellen. Von den Todesfällen an Alcoholismus kommen nur 5 auf die acuten Formen insbes. das Delirium tremens, d. i. ca. 2% der überhaupt an dieser Form behandelten Kranken. Die übrigen 8 Todesfälle bei Alcoholismus betreffen Fälle chronischer Geistesstörung bez. chronischen Siechthums.

Was die eigentlichen Todes-Ursachen anlangt, so entfallen auf:

Lähmung der nervösen Centralorgane ohne eine besondere palpable Todesursache	43
Blutungen, Erweichungsherde, Geschwülste des Gehirns . .	12
Hydrocephalus internus	1
Hämatom der Dura mater	5
Meningitis cerebro-spinalis epidemica	1
Tabes dorsalis	2
Tuberculose der Lungen und allgemeine Miliar-Tuberculose .	20
Croupöse Pneumonie	10
Lobular- und Hypostatische Pneumonie	22
Lungen-Emphysem	1

[1] Darunter 6 Fälle (2 Männer, 4 Frauen) von Delirium acutum.

Pleuritis	2
Endocarditis	7
Sclerose der Kranzarterien, Herznecrose	1
Thrombose „	1
Braune Atrophie des Herzens	37
Typhus abdominalis	2
Magen- und Leber-Carcinom	2
Carcinom des Rectum	1
Carcinom der Thyreoidea (Operation)	1
Colliquative Diarrhöen (Darm-Diphtherie—Dysenterie?)	4
Innere Einklemmung	1
Acute gelbe Leberatrophie	1
Nephritis	4
Pyelitis und Cystitis	1
Pyämie und Septicämie	5
Carbolvergiftung (Selbstmord)	1

Erwähnung dürfte verdienen, dass von den Fällen von Tuberculose keiner nachweislich in der Klinik entstanden ist; bei allen fand sich schon bei der Aufnahme die Lunge erkrankt. Von den croupösen Pneumonien sind nur 6 in der Klinik sporadisch entstanden; die übrigen betreffen Individuen (bes. Potatoren), die bereits bei der Aufnahme damit behaftet waren. Ein Fall von Pyämie entwickelte sich in der Klinik, ohne dass sich im Leben oder an der Leiche ein primärer Infectionsherd nachwiesen liess; der einzige Fall von Septicämie, der in der Klinik auftrat, betrifft eine Kranke mit embolischer Gangrän beider Unterextremitäten in Folge von Endocarditis. — Die Fälle von Dysenterie gehören wahrscheinlich nicht der epidemischen Form an; sie betrafen nur hochgradig marastische Subjecte und traten sporadisch auf.

Kritik der Behandlungs-Resultate.

Es erhebt sich zunächst die Frage, ob die Heilergebnisse als günstig zu bezeichnen sind, d. h. in welchem Verhältniss sie zu den Heilresultaten anderer Irrenanstalten stehen, da hiervon ganz wesentlich das Urtheil über die Bedeutung der selbstständigen Irrenklink für die Irrenpflege abhängt; denn bezüglich dessen, was den Unheilbaren an Zerstreuungen, Vergnügungen und insbesondere Beschäftigung gewährt werden kann, wird das Stadtasyl sich von vornherein mit anderen Formen der Irrenanstalt, insonderheit den grossen ländlichen Anstalten nicht messen wollen. Bei der Beurtheilung der Heilergebnisse ist sowohl die absolute Höhe derselben, als die relative ins Auge zu fassen und in letzterer Hinsicht wieder das Verhältniss der Heilungen zu der Zahl der Krankheitsfälle einer-, zur Grösse d. h. Bettenzahl der Klinik andererseits.

Die Klinik gleicht ihren Aufnahmebestimmungen nach den gemischten Heil- und Pflegeanstalten, da sie unterschiedslos heilbare, wie unheilbare Kranke aufnimmt. Doch bleibt immerhin ein Vergleich auch mit diesen Anstalten misslich, da sich die Klinik auch von ihnen in zahlreichen wichtigen Beziehungen unterscheidet.

Die Gesammtzahl der Heilungen beträgt, wie bereits oben bemerkt, 700, das sind im Verhältniss zu den überhaupt in Abgang gekommenen Fällen (1559) ca. 45 %, zu den überhaupt aufgenommenen Fällen 41,6 %, Zahlen, welche ziemlich hoch erscheinen im Vergleich zu den Heilresultaten anderer Anstalten, die reinen Heilanstalten nicht ausgeschlossen. Untersucht man, inwieweit die Unterschiede zu Gunsten der Klinik auf die Behandlungsweise der Kranken, oder auf andere, insbesondere mehr äussere Verhältnisse zurückzuführen sind, so zeigt sich ohne Weiteres, dass eine ganze Anzahl zur ärztlichen Behandlung in keinerlei Beziehung stehender Factoren Antheil an dem relativ günstigen Resultat haben. Hierzu gehört in erster Linie, dass der Klinik viele Fälle leicht[1] heilbarer Krankheitsformen zugehen, welche in gewöhnlichen Irrenanstalten nur selten zur Aufnahme gelangen,

[1] Die chronischen alcoholischen Seelenstörungen kommen auch in gewöhnlichen Irrenanstalten häufig zur Behandlung; ein wissenschaftlich haltbarer Grund sie von den eigentlichen Geisteskrankheiten zu trennen, existirt nicht.

so vor allem die acuten Formen der alcoholischen Seelenstörung, die acuten Psychosen bei Epileptischen und Hysterischen etc. Erst nach Abzug aller derartiger Fälle (in der Berichtsperiode insgesammt ca. 276), werden die Heilzahlen der Irrenklinik mit denen anderer[1] selbstständiger Irrenanstalten vergleichbar. Aber auch die auf diese Weise gewonnenen Zahlen dürfen nur mit Vorsicht zu allgemeineren Schlüssen verwendet werden. Um z. B. die therapeutische Leistungsfähigkeit der Klinik gebührend beurtheilen zu können, ist es noch nothwendig, die Vertheilung der Heilungen auf die einzelnen Jahre der Berichtsperiode näher ins Auge zu fassen. Denn die Heilergebnisse sind in den letzten Jahren wesentlich andere d. h. weit günstigere als in den ersten. Es betrug die Zahl der Heilungen

1882	68
1883	110
1884	135
1885	191
1886	196.

Es ist dieses Anwachsen der Heilungen nicht nur darin begründet, dass in den letzten Jahren überhaupt weit mehr Kranke zuflossen, als in den ersten, sondern auch darin, dass die Qualität des Krankenmaterials eine verschiedene war. In der ersten Zeit des Betriebes gingen der Klinik, abgesehen von den durch den Rath der Stadt Leipzig zugeführten Kranken, nur sehr wenig Heilbare zu. Insbesondere von ausserhalb Leipzigs kamen fast nur Unheilbare, darunter viele, welchen die Aufnahme in Sonnenstein versagt worden war, und die demgemäss, falls sie nicht Unterkunft in der Klinik gefunden, die Landes-Pflege-Anstalten hätten aufsuchen müssen.

[1] Beim Vergleich mit reinen Heilanstalten ist andererseits zu beachten, dass die Klinik eine recht grosse Zahl unheilbarer Kranker aufgenommen hat, besonders Dementia paralytica etc. Die primäre chronische Verrücktheit war mit 260 Fällen vertreten!

Um die Klinik überhaupt in Gang zu bringen, wurde im Anfang principiell kein Aufnahmegesuch abgelehnt, da es wichtig erschien, in weiteren Kreisen die Ueberzeugung zu verbreiten, dass Geisteskranke in der Irrenklinik jederzeit leicht unterzubringen seien. Die Heilresultate waren demgemäss in den ersten Jahren der Berichtsperiode recht bescheiden, wie daraus hervorgeht, dass z. B. 1882, abgesehen von Alcoholisten und Epileptikern, nur 26 Fälle geheilt wurden. Im letzten Berichtsjahre (1886) hingegen betrug die Zahl der geheilt Entlassenen nach Abzug der acuten Fälle von alcoholischer, epileptischer etc. Seelenstörung, also die Zahl der geheilten „Geisteskranken i. e. S." 115 — eine Zahl, deren Bedeutung sofort erhellt, wenn man berücksichtigt, dass — um nur die nächstgelegenen Irrenanstalten zum Vergleich herbeizuziehen — z. B. im Jahre 1884 aus der Heilanstalt Sonnenstein 41, aus der Provinzial-Heil- und Pflegeanstalt Alt-Scherbitz 39 Personen geheilt entlassen wurden. Von den 1886 in der Irrenklinik verpflegten Geisteskranken, welche, nach Abzug der wiederholten Aufnahmen, insgesammt 550 Krankheitsfälle repräsentiren, kamen überhaupt in Abgang 425, wovon 196 geheilt und 118 gebessert, insgesammt also 314[1] mit Erfolg behandelte; 59 wurden ungeheilt entlassen und 52 starben; 125 blieben im Bestand. Die Heilungen betrugen ca. 46% der überhaupt zum Abgang gekommenen, etwas über 36% der überhaupt behandelten Fälle, die Geheilten und Gebesserten zusammen betragen ca. 75% des Abgangs und — Zugangs (excl. der „wiederholten Aufnahmen").

Von besonderem Interesse erscheint es, die Zahl der Heilungen mit der Zahl der durchschnittlich belegten Betten zu vergleichen, da der sich hierbei ergebende Werth meines Erachtens am schärfsten zum Ausdruck bringt, in welchem Maasse eine Irrenanstalt der Heilung oder Pflege Geisteskranker dient. Mit Einschluss der acuten epileptischen und alcoholischen Psychosen kamen 1886 auf

[1] Incl. der zur Befestigung der Reconvalescenz in das St. Georgenhaus, das St. Jacobshospital etc. evacuirten Kranken.

durchschnittlich 130 belegte Betten der Irrenklinik 196 Heilungen, gleich ca. 150 % der belegten Betten, nach Abzug jener Formen ca. 88 % (in Alt-Scherbitz 1884 etwas unter 10 %, in Sonnenstein dito nicht ganz 11 %). Wenn irgend Etwas, so liefern diese Ziffern den Beweis, dass die selbstständige Irrenklinik in Form eines Stadtasyls ganz und voll auf die Bezeichnung „Irren-Heilanstalt“ Anspruch machen kann, und dass auch die Geisteskranken im engern Sinn hier Alles finden, was zur Heilung nöthig ist. — Untersucht man, welchen Factoren hauptsächlich die günstigen Heilergebnisse auch auf dem Gebiete der eigentlichen Geisteskrankheiten zuzuschreiben sind, so dürfte in erster Linie die Erleichterung der Aufnahme zu nennen sein. Es gehen in Folge dessen zahlreiche frisch Erkrankte der Klinik zu. Wiederholt haben Kranke nur wenige Stunden nach Beginn der Krankheit Aufnahme gefunden, und Zuführungen im Verlauf der ersten Krankheitswoche sind etwas ganz gewöhnliches. Diesem Umstand ist es wohl besonders zuzuschreiben, dass die Krankheitsdauer bei den Geheilten häufig eine relativ kurze ist. Es wurden von den Geisteskranken i. e. S. geheilt 1886:

im	1. Monat nach der Zuführung	30
„	2. „ „ „ „	25
„	3. „ „ „ „	12
„	4. „ „ „ „	14
„	5. „ „ „ „	6
„	6. „ „ „ „	8
„	7. „ „ „ „	5
„	8. „ „ „ „	3
„	9. „ „ „ „	1
„	10. „ „ „ „	4
„	11. „ „ „ „	1
„	12. „ „ „ „	4
„	2. Jahr der Erkrankung	2
		115

Die Kürze der Krankheitsdauer hinwiederum ermöglicht eine grössere Zahl von Aufnahmen Heilbarer!

Der Einfluss der Behandlungsmethoden auf die Heilresultate lässt sich schwer ermessen. Indem ich alle Specialitäten der Behandlungsweise nothgedrungen bei Seite lasse, möchte ich nur auf einige allgemeinere Behandlungs-Grundsätze eingehen.

Ueberall, wo Ermüdungs- beziehentl. körperliche Schwächezustände vorliegen, wird von der Bettbehandlung der ausgiebigste Gebrauch gemacht. Auf die Wichtigkeit dieses Factors ist bereits von verschiedener Seite, ich erwähne nur Ludwig Meyer, aufmerksam gemacht worden; noch hat er aber meines Erachtens nicht allenthalben die genügende Würdigung erfahren. Noch immer werden von manchen Seiten viel Bewegung im Freien, Feld- und Gartenarbeit sowie andere „Beschäftigungen" als unentbehrliche Heilagentien hingestellt, wo nur die äusserste Ruhe und Nichtsthun am Platze sind.

Nächst der Bettruhe wird auf eine möglichst ausgiebige Ernährung Gewicht gelegt, und ist der Beköstigungsaufwand demgemäss bei der Irrenklinik relativ beträchtlich höher als bei den Königlich Sächsischen Landes-Anstalten. Da die Kranken überdies möglichst vor allen gemüthlichen Eindrücken gewahrt werden (durch Vertheilung in zahlreiche kleine Gruppen, Verpflegung in Einzelzimmern), so deckt sich die Behandlung zahlreicher Kranker im Wesentlichen mit der nach Weir-Mitchell benannten Cur der nervösen Erschöpfungszustände. Grosses Gewicht lege ich auch auf den systematischen Gebrauch von Bädern (insbesondere prolongirten lauen Bädern), nicht sowohl, weil ich denselben die von vielen Seiten gerühmte, direct beruhigende Einwirkung in höherem Maasse zuschriebe, sondern aus allgemeineren hygienischen Rücksichten. Ein grosser Theil der in der Klinik vorhandenen Kranken ist jeder Zeit dieser Behandlung unterworfen — ein Factor, der, nebenbei bemerkt, auch für die Beschaffenheit der Luft in den Krankenzimmern von grösster Bedeutung ist. Die grosse Zahl der in der Klinik vorhandenen

Badezimmer würde es ermöglichen, alle Kranken täglich mit prolongirten Bädern zu behandeln.[1]

Auch die Erzielung von Schlaf mit allen zu Gebote stehenden Hilfsmitteln, also auch durch ausgedehnten Gebrauch von Narcoticis, bildet einen wesentlichen Theil des allgemeinen Heilprogramms. Ich kann die allgemeinen Bedenken, welche gegen den reichlichen Gebrauch von Schlafmitteln („chemische Zwangsjacken") von verschiedenen Seiten vorgebracht werden, nicht theilen, wennschon ich keineswegs verkenne, dass im Einzelnen die genaueste Ueberwachung[2] durchaus noth thut. Ich würde es eher für eine Vernachlässigung der ärztlichen Pflicht halten, wenn nicht bei jedem schlaflosen Kranken jeden Tag der Versuch erneuert würde, Schlaf eventuell künstlich herbeizuführen. Die Kosten der ärztlichen Behandlung werden hierdurch allerdings erheblich gesteigert; indess ist Dank der Liberalität der Kgl. Staatsregierung die Klinik wie wenige Anstalten in der Lage, speciell für Medicamente (wie ärztliche Apparate) recht erhebliche Mittel aufwenden zu können (siehe den Abschnitt „Finanzielles").[3]

Auch der operativen Behandlung wird ein möglichst grosser Spielraum gewährt; ich erwähne von gynäkologischen Operationen nur 3 von Herrn Privatdocent Dr. Sänger ausgeführte Laparatomien (sämmtlich mit Erfolg).[4]

---

[1] In neuerer Zeit ist angeordnet worden, dass jeder Kranke in der Woche mindestens 2 Bäder erhält.

[2] Es werden über die Kranken, welche Schlafmittel erhalten, besondere Listen geführt, aus welchen der Director jeder Zeit leicht ersehen kann, wie oft und welche Schlafmittel (auch quantitativ) verabreicht worden sind.

[3] Für die Erfolge, welche mittelst dieses allgemeinen Regimes erzielt wurden, dürften am ehesten die Puerperalpsychosen (incl. der Lactationspsychosen) Zeugniss ablegen. Es wurden hierbei in der ganzen Berichtsperiode 91 %, in den Jahren 1885 und 1886 94 % Heilungen erzielt.

[4] Zwei Fälle sind mitgetheilt im Neurologischen Centralblatt 1884. In dem dritten Fall wurde der Bauchschnitt gemacht bei einer Retroflexio uteri. Da ich die gewöhnlichen gynäkologischen Manipulationen zur Beseitigung dieses Leidens (mittelst der Sonde etc.) bei dem an sich schon erotischen jungen Mädchen für bedenklich hielt, so schlug ich Herrn Dr. Sänger vor, den Uterus vorn an die Bauchdecken anzuheften. Der Erfolg entsprach den Erwartungen; die Selbstmordideen schwanden.

Dass an der Erzielung der Heilerfolge auch dem Warte- (und vor Allem dem Oberwarte)personal ein erheblicher Antheil zukommt, liegt bei der Bedeutung dieses Factors für die Irrenbehandlung auf der Hand. Dasselbe ist, wenn auch nicht sehr reichlich bemessen (1 Wartepersonal auf 5 Kranke), doch in genügender Zahl vorhanden und bei dem geringen Umfang der Klinik leicht bis ins Einzelne zu controliren.

Was die Anwendung sogenannter Zwangsmittel bei Kranken betrifft, so waren nicht zu allen Zeiten der Berichtsperiode die gleichen Grundsätze maassgebend. Meines Erachtens ist es ja gar nicht schwer, ohne jeden Zwang durchzukommen; aber es erscheint mir fraglich, ob bei dem absoluten No-restraint nicht Kranke zu Grunde gehen beziehentl. unheilbar werden, welche bei der Anwendung von mässigem Zwang gerettet werden können. Dieser Gesichtspunkt ist für mich der allein maassgebende; es gilt gegenwärtig nicht mehr die Frage generell zu discutiren, ob bei Restraint oder No-restraint mehr Heilungen erzielt werden. Die Zahl der Kranken, bei welchen die Anwendung von Zwang überhaupt in Betracht kommen kann, ist so gering, dass sie an sich auf die allgemeinen Heilresultate keinen Einfluss ausüben kann. Eine Zwangsjacke alten Stils hat die Klinik nie besessen, besitzt sie auch jetzt nicht; vorübergehend sind lederne Handschuhe angewendet worden, zeitweise auch Segelleinen-Anzüge mit vorn geschlossenen Aermeln, welche in vereinzelten Fällen auch angeheftet worden sind.[1] Indess haben sich beim letzteren Modus Unzuträglichkeiten herausgestellt, so dass in Zukunft nur noch Segeltuch-Anzüge mit vorn geschlossenen, aber durchaus frei beweglichen Aermeln Anwendung finden sollen. Im Nothfall werden die Hände mit regelrechten chirurgischen (wattirten) Verbänden versehen, welche weit sauberer (insbesondere auch aseptisch) sind, als Lederhandschuhe, auch nicht drücken etc. Diese Zwangsmittel werden

[1] Diese Anzüge unterscheiden sich darin sehr wesentlich von der Zwangsjacke, dass sie Respiration und Blutcirculation in keiner Weise beeinträchtigen.

ausnahmslos nur zu chirurgischen bez. hygienischen Zwecken angelegt, d. h. bei Individuen, welche Verletzungen an sich tragen, bez. mit grosser Hartnäckigkeit solche hervorzubringen oder zu insultiren streben; bei einfach gewaltthätigen Kranken ist die Anwendung von Zwangsmitteln irgend welcher Art (auch kalter Douchen) untersagt. Schliesslich besitzt die Klinik auch ein sogenanntes Güntz'sches Gurtbett[1], d. h. ein Bett mit sehr hohen Seitenwänden, die aus gekreuzten hänfenen Gurten zusammengesetzt sind, und welches auch oben durch Gurte abgeschlossen werden kann. Es ersetzt dasselbe eine Polsterzelle und soll überhaupt nur in Anwendung kommen bei hochgradig erregten Kranken, welche hartnäckig streben sich den Kopf einzurennen u. dergl. m., wenn die Kräfte des Wartepersonals erschöpft sind und andernfalls der Kranke seinem Schicksal überlassen werden müsste. Solche Fälle sind äusserst selten und kommen in manchem Jahr überhaupt nicht vor, aber sie kommen vor — und ein Institut wie die Klinik muss meines Erachtens jederzeit für alle Eventualitäten gerüstet sein. Das Bett hat thatsächlich schon verschiedenen (schliesslich geheilten!) Kranken das Leben gerettet, die sonst unzweifelhaft verloren gewesen wären.

Ist die Klinik auch als zweckmässiger Aufenthaltsort für Unheilbare bez. Heilbare von sehr chronischem Krankheitsverlauf zu betrachten? Dass für Viele derselben, insbesondere für die körperlich Rüstigen ausgiebige Gelegenheit zu dauernder Beschäftigung, insbesondere im Freien von wesentlichem Nutzen ist, und dass die Mehrzahl sich da am wohlsten fühlt, wo jene Gelegenheit im reichsten Maasse geboten wird, gilt gegenwärtig allgemein für feststehend. Der Klinik fällt also diesen in recht grosser Anzahl zugehenden Kranken gegenüber die Verpflichtung zu, entweder

[1] Ich würde dieses Möbel, welches eine recht untergeordnete Rolle bei der Krankenbehandlung gespielt hat (es war meist auf dem Speicher), nicht erwähnen, wenn der Anblick desselben nicht einen reisenden Irrenarzt zu der Mittheilung veranlasst hätte, dass der Zwang bei der Behandlung in der Klinik eine beträchtliche Rolle spielt.

gleichfalls für ausreichende Gelegenheit zu Beschäftigung zu sorgen oder sie sobald als möglich zu evacuiren. Nach den vorliegenden Erfahrungen ist ersteres nicht durchführbar. Die Organisation einer regelmässigen, wirklichen (nicht Schein-)Beschäftigung der Kranken, stösst im Hinblick auf den flottirenden Charakter der Anstaltsbevölkerung auf recht erhebliche Schwierigkeiten — wenigstens was die männlichen Patienten anlangt. Für die weiblichen Kranken findet sich ja leicht hinreichende Beschäftigung, da sämmtliche Wäsche, Frauenkleider etc. in der Anstalt unter Beihülfe von Kranken confectionirt werden.[1] Auf der Männerabtheilung hingegen mangelt es bald an hinreichender Gelegenheit zu nützlicher Thätigkeit (auf die ich allein Gewicht legen möchte), bald fehlt es für die wenigen Werkstätten an geeigneten Arbeitskräften. Nur etwa 6 Kranke lassen sich regelmässig im Dienst der Klinik beschäftigen, und es leisten in der That mehrere seit längerer Zeit in der Klinik verpflegte Unheilbare, welche diese Arbeitsposten innehaben, recht erhebliche Dienste, erheblichere als mancher von den Wärtern, die früher im Dienste der Klinik gestanden haben. Derartige Individuen mit intensivem Thätigkeitsdrang fühlen sich auch recht wohl in den Verhältnissen der Klinik. Weit weniger eignen sich zum längeren Aufenthalt jene zahlreichen Patienten, welche, obwohl körperlich rüstig, spontan nur wenig zu Thätigkeit neigen und nur durch consequente, energische Einwirkung von Aussen, bez. durch gutes Beispiel zur Thätigkeit zu bringen sind. Sie kommen beim Nichtsthun auf die Dauer geistig herunter, ohne dass sie subjectiv in der Klinik sich unbedingt weniger wohl fühlten, als es in anderen, insbesondere ländlichen Anstalten der Fall sein würde. (Die Gefühlsweise geistig Gesunder ist absolut nicht maassgebend für die Denk- und Fühlweise geistig Kranker.) Ich schliesse letzteres daraus, dass die Zahl der Kranken, welche intensiv aus der Klinik fortdrängen, relativ gering ist. Auch Ent-

[1] In der Waschküche werden Kranke nicht mehr beschäftigt, da der Aufenthalt daselbst keineswegs als gesundheitsförderlich angesehen werden kann.

weichungsversuche kommen äusserst selten vor, obwohl die niedrigen Mauern der Anstaltsgärten das Entweichen sehr erleichtern; wirklich gelungene Entweichungen sind in der Berichtsperiode im Ganzen 5 zu verzeichnen gewesen, d. h. also ca. 1 pro Jahr. Im Ganzen dürfte so selbst die viele Monate währende Verpflegung chronisch kranker Arbeitsfähiger in einem Stadtasyl zu ernsten Bedenken vom humanen Standpunkt aus nicht Anlass geben; man behandele sie gut, gebe ihnen insbesondere ein rücksichtsvolles Wartepersonal, man bekümmere sich um ihre kleinen Bedürfnisse — und sie werden die Bedenken der älteren Psychiater gegen Stadtasyle nicht bedingungslos theilen. — Eine Kategorie chronisch Kranker verdankt der Irrenklinik sogar einen Grad von Freiheit; welchen sie selbst in den besten Irrencolonien nicht finden könnten: es sind das insbesondere Epileptiker, hereditär stark Belastete etc., welche an öfters wiederkehrenden transitorischen Psychosen leiden. Es giebt in Leipzig und Umgebung eine Anzahl solcher Individuen, welche dauernd in Anstalten untergebracht werden müssten, wenn sie nicht bei jeder Attacke sofort Aufnahme in die Klinik fänden, die sie sofort nach dem Abklingen wieder verlassen. Manche dieser Unglücklichen ernähren in der Zwischenzeit redlich ihre Familie.

Es dürfte aus den vorstehenden Mittheilungen zur Genüge hervorgehen, dass die Einwände, welche seiner Zeit von namhaften Irrenärzten gegen Griesinger's Projekt der ausgedehnten Gründung von Stadtasylen gemacht worden sind, sammt und sonders der thatsächlichen Begründung entbehren, was im Grunde auch nicht Wunder nehmen kann, da ja Griesinger an der Charité in Berlin, die in vieler Hinsicht ähnliche Verhältnisse darbot, wie die Leipziger Irrenklinik, reiche Gelegenheit hatte, sich über die Durchführbarkeit seiner Pläne zu vergewissern. Das Stadtasyl wird, wie ich nicht zweifele, in absehbarer Zeit sich überall Eingang verschaffen.

Nicht ohne Interesse ist es, die Herkunft der in der Berichtsperiode in die Klinik aufgenommenen Kranken ins Auge zu fassen.

	Auf Verordnung des Rathes der Stadt Leipzig, bez. von dessen Funktionären wurden zugeführt:	Von anderen Gemeinden, Privaten etc. wurden zugeführt:
1882	135	96
1883	189	175
1884	188	178
1885	211	246 (+12 Abgewiesene)
1886	269	197 (+60 „)

Die Zunahme der Aufnahmen von Anfang bis Ende der Berichtsperiode kommt darnach zum guten Theil auf Rechnung der Nicht-Leipziger.

Aus Königlich Sächsischen Landes-Irren-Anstalten wurde nur eine Person (Mikrokephalin) vorübergehend in die Klinik versetzt.

Was die Staatsangehörigkeit der aufgenommenen Kranken anlangt, so waren

Sachsen 1022, Nichtsachsen 462, Unermittelt 74.

Unter den Nichtsachsen überwiegen ganz wesentlich Preussische Staatsangehörige. Die Irrenklinik hat deren in manchem Jahr mehr aufgenommen, als zahlreiche preussische Provinzial-Irren-Anstalten. Es liegt dies daran, dass ein erheblicher Bruchtheil der Bevölkerung von Leipzig und Umgebung die preussische Staatsangehörigkeit besitzt, dass von der Polizei der Stadt vielfach aus Preussen zugewanderte Geisteskranke aufgegriffen und der Irrenklinik übergeben wurden, und endlich, dass viele Bewohner der Provinz Sachsen direct um die Aufnahme in die Klinik nachgesucht haben. Viele der aufgenommenen Nichtsachsen hatten in Sachsen den Unterstützungs-Wohnsitz.[1]

Es erübrigt schliesslich noch den Einfluss der Irrenklinik auf die Krankenbewegung in den Kgl. Landes-Anstalten zu betrachten. Hat sie überhaupt hierauf einen merklichen Einfluss ausgeübt? Es kann sich hier naturgemäss nur handeln um einen Einfluss auf

[1] Genaue Angaben in dieser Hinsicht lassen sich für die ganze Berichtsperiode nicht geben, da bezüglich der vom Rathe der Stadt Leipzig zugeführten Kranken vielfach Aufschlüsse nicht zu erlangen waren.

die Aufnahmen. Der durchschnittliche Bestand der Landes-Anstalten ist zum guten Theil von Factoren abhängig, auf welche die Klinik überhaupt einen Einfluss nicht üben kann, von der Sterblichkeit, der Zahl der Entlassungen etc. Ein Vergleich der Aufnahmen bei den Landesanstalten vor und nach Eröffnung der Irrenklinik beweist meines Erachtens unwiderleglich, dass letztere einen Einfluss ausgeübt hat, aber derselbe ist weit geringfügiger, als auf den ersten Blick (in Anbetracht der grossen Aufnahmezahlen bei der Irrenklinik) erwartet werden sollte. —

Es betrugen die Aufnahmen:

in	Durchschnitt von 1879 bis 1881.	1882	1883	1884	1885	1886
Sonnenstein . .	243	227	218	172	180	237
Colditz	197	179	182	217	187	218
Hubertusburg . (Pflegeanstalt für erwachsene weibliche Geisteskranke.)[1]	164	169	204	204	188	162
Summa	604	575	604	593	555	617
Irrenklinik . .		231	365	376	457	466

Erwägt man, dass unter den Aufnahmen in Hubertusburg im Jahre 1883 und 1884 sich zahlreiche Versetzungen von anderen Stationen von Hubertusburg bez. Colditz in die Pflegeanstalt für weibliche Geisteskranke befinden — nach Abzug derselben beträgt der Zugang 1883 177, 1884 192 — so geht aus der obigen Tabelle hervor, dass der Zugang zu den Landesanstalten so lange stetig abgenommen hat, als die Klinik im Stande war, fast sämmtliche Aufnahmegesuche zu genehmigen; erst im Jahre 1886, wo die Klinik gezwungen war, 60 Aufnahmegesuche von Nicht-

[1] Auf die Kinderstation etc. in Hubertusburg kann die Klinik naturgemäss einen Einfluss nicht üben, weil sie nur sehr wenig Idioten aufnimmt, welche ja fast ausnahmslos unheilbar sind.

Leipzigern abzuweisen, tritt eine entsprechende Steigerung bei den Landesanstalten ein. Ob es sich hier um ein zufälliges Zusammentreffen handelt, was sehr wohl möglich ist, und überhaupt welche Factoren diese Zahlenbewegungen beherrschen, vermag ich nicht zu entscheiden, da mir die hierzu nothwendigen (ihrer Natur nach sehr umfänglichen) Unterlagen fehlen; immerhin ist es im hohen Grade beachtenswerth, dass der Zugang in die Kgl. Landesanstalten im Verlauf von 7 Jahren nur ganz unerheblich gestiegen ist. Auch in der Folge wird ein wesentlich anderer Einfluss nicht zu erwarten sein, es sei denn, dass die Heilziffern der Klinik sich noch beträchtlich steigern lassen. Es erscheint dies wohl möglich, aber nur unter ganz bestimmten Voraussetzungen. Einmal wird die Aufnahme von Unheilbaren beschränkt werden müssen, um mehr Platz für Heilbare zu schaffen, womit im Jahre 1887 in der That bereits der Anfang gemacht ist; dann aber müsste auch das im Krankendienst beschäftigte Personal erheblich vermehrt werden, da schon jetzt manche Functionäre dieser Art, z. B. die Oberwärterin, bis an die äusserste Grenze der Leistungsfähigkeit angespannt sind. Auch die Anstellung eines zweiten Arztes als ständigen Stellvertreters des Directors würde unumgänglich nothwendig sein, sofern letzterer nicht Gefahr laufen soll, über den Verwaltungsgeschäften die wissenschaftliche und Lehrthätigkeit vernachlässigen zu müssen.

2) Klinisches.

War das für den Unterricht verfügbare Material quantitativ und qualitativ weniger genügend, als bei den Kliniken, welche in grossen öffentlichen Anstalten untergebracht sind?

Es ist hier zunächst zu erörtern, welche Fälle bez. Krankheitsformen für den psychiatrischen Unterricht vornehmlich in Betracht kommen — eine Frage, deren Beantwortung naturgemäss vor Allem Klarheit darüber voraussetzt, welches Maass von psychiatrischem Wissen im Interesse des Publikums, wie des ärztlichen

Standes selbst vom praktischen Arzt gefordert werden sollte. Weniger sollte das meines Erachtens nicht sein, als dass derselbe die Grundzüge der psychiatrischen Diagnostik kennt, dass er wissen soll, wie man es überhaupt anzufangen hat, um das Herannahen oder Bestehen einer Geistesstörung zu erkennen und dass er mit den Hauptgrundzügen der Irrenbehandlung vertraut ist, insbesondere auch weiss, welche Kranke nothwendigerweise in Irrenanstalten unterzubringen sind. Diese Ziele sind nur zu erreichen, wenn dem Studirenden nicht nur typische Fälle aller wichtigen ausgebildeten Krankheitsformen, sondern auch und vor Allem die Anfangsstadien vorgeführt werden. Die Endstadien haben nicht nur in praktischer Hinsicht viel weniger Bedeutung (kann ja hier von Therapie nicht mehr die Rede sein), sie sind auch in theoretischer Beziehung nur für den geübten und erfahrenen Psychiater von Interesse; den Anfänger schrecken sie weit eher vom Studium der Psychiatrie ab, da hier ein recht klarer Einblick in das geistige Sein meist nicht zu gewinnen ist und da sie auch im Uebrigen nur wenig darbieten, was für den ärztlichen Praktiker von Wichtigkeit sein könnte.

Stellen wir nun mit Rücksicht hierauf einen Vergleich an, zwischen dem der Irrenklinik zu Gebote stehenden Krankenmaterial und dem anderer Anstalten, so ergiebt sich zunächst, dass die erstere besonders in den letzten zwei Jahren über eine weit grössere Zahl frischer Fälle verfügte, als irgend eine klinischen Zwecken dienende grosse öffentliche Irrenanstalt Deutschlands. Allerdings sind mir bezüglich der letzteren fast nur Zahlen aus dem Jahre 1880 zur Hand; es ist indess wohl nicht anzunehmen, dass die Verhältnisse dieser schon seit längerer Zeit bestehenden Institute sich wesentlich geändert haben. Es betrugen die Aufnahmezahlen, welche allein einen Maassstab für die Menge der frischen Fälle bieten, in München 253, Halle 190, Erlangen 167, Marburg 159, Göttingen 96 (1883)[1] etc., während die Irren-

[1] Von anderen bekannten Irrenanstalten Deutschlands erwähne ich nur Illenau mit 224 Aufnahmen (1880), Leubus 232, Neustadt-Eberswalde 204 etc.

klinik 1886 excl. der wiederholten Aufnahmen 425 Zugänge hatte. Inclusive der wiederholten Aufnahmen (welche hier in Betracht kommen, weil sie für den klinischen Unterricht vielfach verwerthbar waren, als Repräsentanten ausgeprägter, in dem Höhestadium befindlicher Krankheitsformen) und einschliesslich des Bestandes am Anfang des Jahres, aber excl. der Nichtgeisteskranken wurden 1886 insgesammt 587 Kranke verpflegt, so dass auch die Summe vom Zugang und Bestand bei mehreren der obenerwähnten grossen öffentlichen Irrenanstalten geringer ist als bei der Irrenklinik.

Was im Uebrigen die Qualität des der Irrenklinik zur Verfügung stehenden Materials anlangt, so ist dieselbe auch nach gewissen anderen Richtungen hin besser als bei den grossen Landesanstalten. Für einen besonderen Vortheil möchte ich es halten, dass die Intoxications-Psychosen so zahlreich vertreten sind, ohne doch zu überwiegen. Von den 1886 behandelten Kranken litten z. B. an acuter alcoholischer Seelenstörung 81. Unzählig sind die klinischen Gesichtspunkte, welche sich speciell an diesen Alcoholisten demonstriren lassen, abgesehen von den plastischen Hallucinationen, den Suggestionserscheinungen (ähnlich dem gewöhnlichen Hypnotismus), insbesondere die Gesetzmässigkeit der durch eine bestimmte chemische Schädlichkeit hervorgerufenen psychischen Anomalien einer-, der Einfluss der Individualität auf die Form der psychischen Erkrankung andererseits. Die Schwefelkohlenstoffvergiftung vollends, welche vielfach unter der Form einer typischen primären Verrücktheit mit systematisirten Wahnideen auftritt, wie drastisch illustrirt sie die Abhängigkeit der geistigen Vorgänge von dem Chemismus des Gehirns, welch' weite Ausblicke gewährt sie bezüglich der Entstehungsweise „fixirter" Wahnideen etc. So kommen gewisse für den Unterricht höchst werthvolle Krankheitsformen relativ häufig in die Klinik, welche in den grossen Landesanstalten fast nur ausnahmsweise Aufnahme suchen, während keine[1] der Formen, welche den letzteren

[1] Auch den Zugang zahlreicher Fälle von Dementia paralytica möchte ich als besonders willkommen bezeichnen. Ist doch diese Hirnerkrankung berufen, uns

zugehen, in der Klinik vermisst wird. Rechnet man hierzu noch, dass gerade frische Fälle äusserst mannigfaltig in ihrer Erscheinungsweise sind, so resultirt aus alledem ein Formenreichthum des Krankenmaterials, wie es in den meisten grossen öffentlichen Anstalten nicht anzutreffen ist. Bei der grossen Zahl acut verlaufender Fälle war es sogar möglich, in jedem Semester eine Anzahl derselben in ihren Anfangsstadien, auf der Höhe und in beziehentlich nach Vollendung der Reconvalescenz vorzustellen.

Insbesondere auch in forensischer Hinsicht war das Material der Klinik durchaus genügend. Es befanden sich unter den in der Berichtsperiode Zugeführten 36, zum Theil wegen schwerer Verbrechen[1] mit den Gesetzen in Conflict gerathene Individuen, die zur Feststellung des Geisteszustandes der Klinik überwiesen wurden (darunter 6 Fälle von „Gefangenenwahnsinn“ etc.).

Relativ gering ist die Zahl der Idioten, welche in der Berichtsperiode aufgenommen wurden. Der Grund lag im Wesent-

---

die ausgiebigsten Aufschlüsse über die somatischen Grundlagen der Geistesstörungen zu verschaffen. Ich erwähne von meinen Befunden z. B., dass der psychische Symptomcomplex bei dieser Krankheit ganz wesentlich variirt, je nachdem die Hirnarterien von Haus aus die normale oder eine abnorme Anordnung darbieten. In Fällen, wo die Carotiden die ganzen Grosshirnhemisphären versorgen, also auch die Arteriae profundae cerebri abgeben, finden sich (theilweise!) andere Erscheinungen als da, wo die letzteren aus der Basilaris hervorgehen. Bei echten (nicht psychischen!) Hallucinationen lassen sich in der Regel neben den gewöhnlichen Befunden an den Grosshirnlappen Veränderungen an der Basis (bei Gehörshallucinationen im Bereich der Basilar-Arterie) nachweisen. Das Nähere hierüber an einem anderen Ort.

[1] Sie waren mit Ausnahme eines wegen geringfügiger Unterschlagung angeklagten jungen Mannes und einer wegen grossartiger spiritistischer Schwindeleien inhaftirten Frau sämmtlich geisteskrank. Irgend welche unangenehme Störung haben diese „Verbrecher“ nicht verursacht, im Gegentheil war ihr Betragen meist überraschend gut; entsprungen ist keiner. Ich habe wiederholt erwogen, ob es sich nicht empfehle, eine besondere Abtheilung für Verbrecher einzurichten; bin indess schliesslich zur Ueberzeugung gekommen, dass ein solches Anhängsel dem Ruf der Kliuik erheblich schaden und insbesondere den Zugang anderer Kranker wesentlich beeinträchtigen könne. Ueberdies lassen sich die forensisch wichtigen Formen von Geistesstörung auch an Individuen demonstriren, welche noch nicht mit den Gesetzen in Conflict gerathen sind. — Dafür dass auch der Querulantenwahnsinn nicht selten vorkommt, sorgt schon die Nähe des Reichsgerichtes, welches Querulanten aus ganz Deutschland herbeizieht.

lichen darin, dass die Klinik einer Kinderstation entbehrt, ohne welche die gleichzeitige Verpflegung einer etwas grösseren Anzahl von Idioten nicht wohl thunlich ist. Die Kinder sind leicht störend, wenn sie unter den Erwachsenen verpflegt werden, und können hierbei auch, sofern sie nicht in höherem Grade schwachsinnig sind, in sittlicher Hinsicht Noth leiden. Es bedürfte überdies schon aus humanen Rücksichten der Organisirung eines Unterrichts, wie er gegenwärtig in allen besseren Idiotenanstalten üblich ist. All' das würde den Betrieb der Klinik zu sehr compliciren, ohne dass der zu erwartende Nutzen gross sein könnte. Denn im Ganzen sind Specialkenntnisse auf diesem Gebiet für den ärztlichen Praktiker nur von geringem Nutzen, und ist es so kaum statthaft, beim Unterricht grösseres Gewicht darauf zu legen. Für die Vorstellung von 2—3 Idioten bez. Cretins während jeden Semesters reichte das Material aus. — Zu gering für die Bedürfnisse des Unterrichts könnte auch die Zahl der „Nervenkranken" erscheinen, welche in der Klinik in der Berichtsperiode Aufnahme gefunden haben, zumal da auf Griesinger's Autorität hin die Verbindung einer completen Nervenklinik mit der psychiatrischen, als eine wesentliche Vervollkommnung dieser letzteren selbst betrachtet zu werden pflegt. Ich kann diese Anschauung keineswegs bedingungslos theilen. Zweifellos sollen die den Geistesstörungen zu Grunde liegenden Hirnanomalien immer zu den übrigen Nervenkrankheiten in Beziehung gesetzt werden. Indess bedarf es hierzu nicht einer grösseren Nervenklinik mit lebhaftem Betrieb und zahlreichen Aufnahmen etc. Ein Docent der Psychiatrie, welcher es ernst mit seinem Fach nimmt, wird angesichts der grossen Lücken, welche gerade die Lehre von den Seelenstörungen im engeren Sinn aufzuweisen hat, das Bedürfniss fühlen, sich zu concentriren. Mag man immerhin hierin eine gefährliche Neigung zum Specialisiren erblicken, so sollte man doch nicht übersehen, dass nahezu noch alles zu leisten ist, um aus der Psychiatrie eine „Wissenschaft" zu machen (s. u.). — Demgemäss ist auch eine Nervenstation bei der Irrenklinik zwar vorgesehen, indess nur in kleinen Dimensionen. Abgesehen von den Räumen für „geistesgestörte“ Nervenkranke ist auf den Abtheilungen für schwache Ruhige, wo ausschliesslich solche geisteskranke Individuen verpflegt werden, welche in Gebahren und Gewohnheiten nichts Abschreckendes haben, eventuell auch Raum für ca. 12 „Nervenkranke“ vorhanden. Es stehen auch Freistellen zur Verfügung, um Nervenkranke von grösserem wissenschaftlichem Interesse an die Klinik zu fesseln. Von einer vollen Ausnützung dieser Momente ist bisher nur deshalb Abstand genommen worden, weil zunächst die Organisation in psychiatrischer Hinsicht vollständig zum Abschluss gebracht werden sollte. In Zukunft werden auch Nervenkranke in grösserer Zahl aufgenommen werden. — Thatsächlich sind aber auch in der Berichtsperiode gar nicht so wenig Fälle von „Nervenkrankheiten“ behandelt worden. Ausser den 195 Epileptischen und Hysterischen gingen zahlreiche Fälle von Neurasthenie, Cherea, Morbus Basedowii, Reflexpsychosen etc. zu (in der Tabelle S. 31 zum Theil unter den einfachen functionellen Psychosen aufgeführt). Unter den Herderkrankungen des Gehirns befanden sich Fälle von Cysticerken (2) und Echinococcus (1) des Gehirns, Gliom (5), Psammom (1), Tuberkel (1), Syphilom (8), apoplektische und Erweichungsherde (14), Hirnabscess (1) — sämmtlich als „geisteskrank“ der Klinik zugeführt. Hydrocephalus chronicus ohne sonstige Hirnanomalien kam 2 Mal zur Behandlung. 3 „Geisteskranke“ litten an Poliomyelitis anterior acuta et chronica. Daneben kamen noch zur Aufnahme 2 Fälle von multipler Sclerose, 1 Lateralsclerose, 17 Fälle von Tabes dorsualis (15 Mal combinirt mit geistigen Störungen, insbesondere Dementia paralytica). Dass auch die chronischen Meningealaffectionen reichlich vertreten waren, dafür sorgten die zusammen über 600 betragenden Fälle von Dementia paralytica und Alcoholismus. Sonst war noch acute tuberculöse Meningitis und epidemische Cerebro-Spinal-Meningitis vertreten. Es sind also von den wichtigeren Erkrankungen des centralen Nervensystems nur einige wenige völlig unvertreten.

Von den secundären diffusen Hirnerkrankungen möchte ich

besonders anführen 5 Fälle chronischer, 2 Fälle acuter Urämie, 8 Fälle von Endocarditis acuta et chronica, 1 Fall von Sclerose und Thrombose einer Kranzarterie des Herzens (unter der Diagnose Melancholia passiva in die Klinik gekommen), 1 Fall von ausgebreiteter Necrose des Herzmuskels (gleichfalls in Folge von Arterio-Sclerose — unter der Diagnose Melancholia agitata zugeführt). Ausserdem wurden 5 Fälle von acuter Miliar-Tuberculose, die bereits oben erwähnten Fälle von Typhus abdominalis, 1 Fall von acuter gelber Leberatrophie als „geisteskrank“ der Klinik überwiesen.

Was nun die Ausnutzung dieses Materials für den klinischen Unterricht anlangt, so wurden grundsätzlich nur solche psychisch Kranke vorgestellt, bei welchen hiervon ein ungünstiger Einfluss auf den Krankheitsverlauf nicht zu befürchten war. Thatsächlich giebt es unter den Geisteskranken eine ganze Anzahl, welchen eine öffentliche Demonstration erheblich schaden würde — ganz besonders kommen hier frisch Erkrankte in Betracht. Es bilden diese klinisch nicht verwerthbaren Individuen deshalb keineswegs eine überflüssige Zugabe. Bieten sie doch — was ich für keineswegs nebensächlich halte — den Aerzten der Klinik vielfache Gelegenheit zu werthvollen Studien. Ueberdies kann ja überhaupt nur der kleinere Theil der zugehenden Kranken vorgestellt werden (etwa 200 pro Jahr, d. i. 100 pro Semester), da die zum klinischen Unterricht verfügbare Zeit für mehr nicht zureicht. Ein grösseres Material ist trotzdem sehr wünschenswerth, weil auch abgesehen von der Rücksichtnahme auf die Gesundheit noch mancherlei Umstände viele Kranke ungeeignet für den Unterricht machen. Manche Kranke verändern sich angesichts des Auditoriums in ihrem ganzen Benehmen, so dass das, was eben als charakteristisch für ihren Zustand bezeichnet wurde, plötzlich scheinbar verschwindet, eine Thatsache, welche, nebenbei bemerkt, für die Kranken höchst nützlich ist. So verschwindet z. B. gar nicht selten bei Melancholischen, die zur Demonstration eines hochgradigen Angstgefühls vorgestellt werden sollen, bei dem Anblick der Hörerschaft diese Angst plötzlich vollständig; die Kranken athmen erleichtert auf — um beim Verlassen des Auditoriums plötzlich in ihren alten Zustand zurückzuversinken. — Für einen völlig systematischen Unterricht reichte selbst in den letzten Jahren der Berichtsperiode das Material nicht aus — wie überhaupt wohl bei keiner Anstalt.

Was die Methode des psychiatrischen Unterrichts anlangt, so habe ich dem, was darüber schon von anderer Seite vielfach berichtet worden ist, nichts Wesentliches beizufügen. Ich halte das Umherführen der Studirenden auf den Krankenstationen, den Unterricht in den Krankensälen selbst nicht für zulässig, nachdem ich mich wiederholt von ungünstigen Folgen für die Kranken überzeugt habe. Die Vorstellung erfolgt nur im Auditorium. Umgänge mit den Studirenden werden nur zum Zweck der Demonstration der Einrichtungen (welche jeder Arzt wenigstens einmal gesehen haben sollte) je einmal im Semester abgehalten — die Kranken werden dann möglichst aus den zu besichtigenden Räumen entfernt. Auch das Prakticiren der Studirenden hat manche Schattenseite; jedenfalls muss das Material, welches denselben zu diagnostischen Uebungen direct zur Verfügung gestellt wird, besonders vorsichtig ausgewählt werden.

Was den Besuch der Klinik seitens der Studirenden anlangt, so hat derselbe stetig und besonders in der letzten Zeit zugenommen. Im letzten Studien-Jahr wurden die klinischen Demonstrationen von 66 Studirenden belegt (excl. der Repetendo-Hörer und der recht zahlreichen „Hospitanten“). Der Unterricht hatte mit manchen Schwierigkeiten zu kämpfen, die zum Theil jetzt glücklich überwunden sind. So kann die psychiatrische Klinik im Sommer wie im Winter nur zu einer Zeit abgehalten werden, wo sie mit mehreren obligatorischen Vorlesungen kollidirt (gleichzeitig mit Augenklinik, chirurgischer Poliklinik und pathologischer Anatomie), im Winter von 12—1 Uhr, im Sommer von 11—1 Uhr, da die Institute, welche die Studirenden Nachmittags besuchen müssen (Polikliniken, pharmacologisches Institut, geburtshilfliche Klinik) 20—25 Minuten von der Irrenklinik entfernt liegen. Durch die demnächst in Aussicht stehende Verlegung der

Polikliniken und des pharmacologischen (hoffentlich bald auch des gynäcologischen) Instituts aus der Stadt in das medicinische Viertel wird diesem Uebelstand alsbald zum Theil abgeholfen werden.

Zeitweise fehlte es der Klinik auch an jeder gangbaren Verbindung mit den zunächst gelegenen Kliniken, so dass der Director der Irrenklinik zum Beginn manches Semesters gezwungen war, selbst einen einigermaassen gangbaren Pfad herstellen zn lassen! Endlich gehört der Director der Irrenklinik unter keinem Titel der ärztlichen Prüfungscommission an.

Wie es mit den Erfolgen des Unterrichts steht, lässt sich ohne Abnahme eines Examens durch den Lehrer der Psychiatrie nicht controliren. In dieser Hinsicht möchte ich den Mangel dieser Institution am ehesteu beklagen.

Zuletzt noch einige Bemerkungen über die Thätigkeit im Laboratorium der Irrenklinik, insbesondere über deren Ziele[1] im Allgemeinen.

Der eigenthümliche Entwickelungsgang der Psychiatrie hat es mit sich gebracht, dass der academische Vertreter derselben vorläufig noch nicht in der glücklichen Lage ist, eine „Wissenschaft“ vortragen zu können, deren Methoden, Inhalt und Lehrsätze auch nur in den Hauptzügen allgemein angenommen sind. Der Docent der Psychiatrie hat nicht nur zu lehren, er hat vor Allem seine Disciplin lehrbar zu machen. Von allen Einwänden, welche gegen die Einfügung der Psychiatrie unter die obligatorischen Unterrichtsfächer erhoben werden, ist meines Erachtens nur der eine einigermaassen beachtenswerth, dass ihr Inhalt noch zu wenig gesichtet, dass ihre gesicherten Lehrsätze noch zu spärlich, dass ihre Forschungsbez. Untersuchungsmethoden noch zu unentwickelt seien, als dass den Studirenden ein wesentlicher und dauernder Nutzen aus dem psychiatrischen Unterricht erwachsen könne. Die Materie soll zu

[1] Die nachfolgenden Ausführungen berühren sich vielfach mit Gedanken, welche Meynert niedergelegt hat in seinen „Skizzen über Umfang und wissenschaftliche Anordnung der klinischen Psychiatrie“ — in der That Skizzen von Meisterhand.

complicirt, zu verworren sein, als dass ein Student von mittlerer Beanlagung in der gegebenen kurzen Frist sie sich aneignen könne. Es darf nicht Wunder nehmen, dass derartige Ueberzeugungen auch unter den inneren Klinikern etc. weit verbreitet sind und gerade von dieser Seite eine Opposition gegen die Aufnahme der Psychiatrie unter die obligatorischen Unterrichtsfächer hervorrufen. Vermag doch nur der sich über den wirklichen Inhalt der Psychiatrie ein Urtheil zu bilden, welcher ihr specielle Studien widmet — was nur äusserst selten von anderer als von Seite der Irrenärzte geschehen dürfte. Die vorhandenen Lehrbücher sind thatsächlich nicht geeignet, den Draussenstehenden ein klares Bild zu geben und — zum guten Theil wenigstens nicht, um ihnen Respect vor der Disciplin einzuflössen. In keinem anderen Fache tragen die Lehrbücher einen so ausgeprägt subjectiven Charakter wie gerade hier; nirgends findet man so wenig Streben nach umfassender Würdigung aller, insbesondere auch der bei näherer Betrachtung recht reichlich vorhandenen pathologisch-anatomischen Thatsachen wie hier. Man vergleiche nur die Eintheilung der Krankheiten,[1] die Terminologie, ganz zu geschweigen der theoretischen Anschauungen, die sich hie und da breit machen — und man wird es erklärlich finden, dass Männer, welche von strengen Wissensgebieten, von hoch entwickelten Disciplinen her an diese „Psychiatrien" herantreten, sich höchst eigenthümlich angemuthet fühlen. Zweifellos liegen diese Verhältnisse zum guten Theil in den eigenartigen Schwierigkeiten begründet, welche dem Stoff selbst anhaften. Noch viel mehr aber in den bis vor Kurzem üblichen Methoden seiner Behandlung. Kein anderes Moment hat Griesinger's Pathologie der Geisteskrankheiten (im speciellen klinischen Theil durchaus ein, wenn schon geniales Jugendwerk) so lange eine so hervorragende Bedeutung gesichert, als die Thatsache, dass jede Zeile Zeugniss ablegt für die allgemeine me-

[1] Das Schwächste auf diesem Gebiet, dem eigentlichen Gradmesser klinischen Denkens, hat von den Neueren wohl Kraepelin geliefert. Neumann's Leitfaden etc. zeigt geradezu pathologische Defecte.

dicinische Bildung des Autors, dafür, dass ein wirklicher Pathologe dasselbe verfasst hat — was von keinem der nachfolgenden Lehrbücher zu behaupten ist.

Man betont noch immer, hauptsächlich der unentwickelte Zustand der Psychologie verhindere die Psychiatrie, festen Fuss zu fassen. Kein Irrthum kann verderblicher sein! Zweifellos hat der Psychiater die Aufgabe, sich mit allen zu Gebote stehenden Mitteln Aufschluss über den seelischen Zustand seiner Kranken zu verschaffen. Er muss sich in die Seele derselben hineinversetzen bis ins Einzelne, schon damit er weiss, was man sich von den Kranken zu versehen habe, damit er die Motive ihres Handelns u. s. w. verstehen lernt. Er hat sich zu diesem Behufe erschöpfende Klarheit zu verschaffen über alle Eigenartigkeiten des geistigen Lebens, dem Inhalt wie der Form nach, und so eventuell auch von den exacten psychologischen Maassmethoden Gebrauch zu machen. Psychologische Kenntnisse sind also nothwendig, aber zum guten Theil solche, von welchen in den Lehrbüchern der Psychologie (die der physiologischen nicht ausgenommen) wenig zu finden ist.

Aber der Arzt soll sich auch klar sein, dass mit dieser psychologischen Analyse nur ein kleiner Theil seiner Aufgabe gelöst ist und meines Erachtens keineswegs der wichtigste, weil für die eigentliche Therapie nebensächlichste. Das specifisch-medicinische Denken beginnt überhaupt erst, sofern die physischen Momente ins Auge gefasst werden, welche den psychischen Abweichungen zu Grunde liegen. Und auf diesem Gebiete allein ist der Schlüssel zu suchen für das Zurückbleiben der Psychiatrie hinter den übrigen medicinischen Disciplinen, sind die Mittel und Wege zu finden, die gähnende Kluft auszufüllen. Man fürchte sich nicht vor dem Einwand, dass mittelst aller mehr oder weniger exacter Hilfswissenschaften niemals ein erschöpfender oder auch nur einigermaassen befriedigender Nachweis der materiellen Grundlagen geistiger Thätigkeit gewonnen werden könne, oder (Wundt) dass überhaupt nur den sinnlichen Elementen des Bewusstseins materielle Vorgänge parallel gehen, dass aber das Gleiche für die intellectuellen Verknüpfungen jener Elemente, sowie die Gefühlsreactionen nur von logisch ungeschulten Denkern behauptet werden könne. Der Arzt, der tagtäglich die Macht der entfesselten Materie über die Denkoperationen wie die Gefühlswelt anzuerkennen gezwungen ist, muss anderer Meinung sein. Aber er soll sich auch klar sein, dass seine Wissenschaft überhaupt nicht bis an die letzten Berührungspunkte (sit venia verbo) von Physischem und Psychischem heranreicht. Mit der „Mechanik der Hirnmolecüle" hat er nichts zu schaffen. Viel, viel gröberer Natur ist das, was es zu erforschen gilt: die Localisation und die Geartung der grundliegenden somatischen Prozesse bez. Factoren ganz im Geist und Sinn der modernen wissenschaftlichen Pathologie — nichts mehr und nichts weniger. Der Nachweis streng gesetzmässiger, wenn auch entfernter Beziehungen zwischen Physischem und Psychischem genügt. Die genaueste Kenntniss des Hirn-Mechanismus wie des gesammten Organismus ist hier unentbehrlich. Man braucht durchaus nicht Hirn-Anatomie und Psychiatrie zu identificiren, um immer wieder an die Erforschung auch des normalen Seelenorgans heranzutreten. Eine Forschung, die Anspruch auf Exactheit machen will, wird niemals anders können; denn auf dem Gebiet des Gehirns bleibt nachgerade jede Hypothese werthlos, welche sich um mehr als Einen Schritt von den thatsächlichen Grundlagen entfernt.

Demgemäss ist auch bei der Einrichtung des Laboratoriums der Irrenklinik vor Allem das Bestreben maassgebend gewesen, dasselbe mit allen Hilfsmitteln auszustatten, welche die Erforschung der körperlichen Grundlagen der Seelenstörungen erfordert, und es stehen gegenwärtig fast alle wichtigeren Apparate zur Verfügung, welche zur Untersuchung der Vorgänge am Lebenden, wie des durch die Sectionen gelieferten Materials erforderlich sind. Der Königlichen Staatsregierung hierfür den ehrerbietigsten Dank auszusprechen, halte ich mich für besonders verpflichtet.

C. Finanzielles.

1) Baukosten.

	Mark	Pf.
1) Der Kaufpreis für den Bauplatz beträgt . .	390 000	—
2) Der Bauaufwand beziffert sich incl. 60 000 M. für innere Einrichtung auf	752 452[1]	71
3) Der Bauaufwand für den Isolirpavillon beträgt incl. 1198 M. 13 Pf. für innere Einrichtung .	36 936	63
Sa.	1 179 389	34

Der Bauaufwand sub 2) setzt sich aus folgenden Positionen zusammen:

Summe		Mark	Pf.
1.	Maurerarbeiten	217 960	99
2.	Eisenarbeiten	6 641	50
3.	Steinhauerarbeiten	35 672	69
4.	Zimmerarbeiten	84 611	27
5.	Asphaltarbeiten	7 388	4
6.	Klempnerarbeiten	8 516	16
7.	Holzcementarbeiten	7 181	37
8.	Glaserarbeiten	11 023	37
9.	Tischlerarbeiten	12 783	80
	Latus	391 779	19

[1] Hierzu kommen noch verschiedene Ausgaben, welche nach Eröffnung der Klinik aus den laufenden Einnahmen bez. aus dem Baufond der Universität gedeckt wurden, z. B. Oelanstrich der Wände, welcher wegen mangelnder Mittel noch jetzt nicht überall da angebracht ist, wo er aus hygienischen Gründen nothwendig erscheint.

Summe		Mark	Pf.
	Transport	391 779	19
10.	Schlosserarbeiten	22 529	99
11	Blitzableitung	2 225	83
12.	Gasleitung	7 539	45
13.	Kalt- und Warmwasserheizung incl. Bäder		
16.	Kesselschmiedearbeiten		
17.	Dampfmaschinen	127 088	74
18.	Heizungsanlage		
19.	Einrichtung der Kochküche . . .		
20.	Einrichtung der Waschküche . .		
14.	Stuckaturarbeiten	868	24
15.	Ofensetzerarbeiten	1 718	3
21.	Closetanlagen	5 486	36
22.	Malerarbeiten	2 109	13
23.	Lackirerarbeiten	7 941	85
24.	Pflasterarbeiten	13 803	14
25.	Umfriedigung	26 320	66
26.	Gartenanlage	18 650	40
27.	Wasserleitung im Garten	8 020	58
28.	Schleussenanlage	8 071	99
29.	Maschinenbrunnen	3 487	5
30.	Drainage	2 926	22
	Hierüber: Nachträgl. Herstellungen	1 105	42
31.	Innere Einrichtung	60 265	79
32.	Rouleaux-Einrichtungen	34	10
33.	Insgemein	40 480	55
	Summa VI	752 452	71

2) Ausgaben und Einnahmen

bei der Universitäts-Irrenklinik Leipzig in den Jahren 1882—1886.

Position.	Gegenstand.	Ausgabe. 1882. M.	Pf	1883. M.	Pf	1884. M.	Pf	1885. M.	Pf	1886. M.	Pf
1–13/4	Persönliche Ausgaben	20 414	16	28 881	63	31 546	82	32 156	60	33 876	4
	darunter für Wartepersonal[1]	6 659	90	10 776	—	11 281	90	11 664	10	12 698	29
14	Reisekosten	—	—	17	20	30	50	2	10	—	—
15	Expeditionsaufwand	853	82	650	—	595	41	619	1	575	44
16	Für Bücher und Zeitschriften	1 900	5	976	75	838	—	587	40	1 067	55
17	Transportkosten etc.	4	—	7	90	—	—	—	—	—	—
18	Aufwand für Gottesdienst etc.	14	50	97	35	1	50	103	10	1	50
19	Scheuer- und Reinigungsaufwand, Desinfection	713	67	1 067	48	1 827	22	1 823	85	3 435	91
20	Für Inventar einschliesslich ärztlicher Instrumente	1 619	96	2 068	94	3 518	52	4 254	71	4 140	4
21	Zu wissenschaftlichen Arbeiten	487	77	1 365	83	866	22	908	81	903	66
22	Löhne für Mägde	843	63	1 212	—	1 020	16	1 180	39	1 225	16
23	Heizung	6 349	29	9 262	62	8 466	78	9 400	79	10 908	44
24	Beleuchtung	2 496	23	4 789	20	4 961	66	6 444	52	6 498	48
25	Beköstigung	21 093	34	41 229	60	42 579	42	46 096	84	49 584	6
26	Bekleidung für Kranke	2 121	62	1 716	42	2 506	31	2 472	74	2 588	29
27	Lagerstättenerfordernisse	2 085	75	2 733	44	2 521	85	1 831	37	3 094	71
28	Körperreinigung	103	87	225	81	—	—	—	—	—	—
29/8	Wäschereinigung	603	30	1 439	75	1 167	66	1 102	87	—	—
30/29	Aufwand für Krankenpflege an Medikamenten, Droguen, Wein etc.	2 731	66	8 558	11	7 070	5	9 660	36	9 619	10
30	Unterhaltung der Anstaltsgärten	—	—	—	—	420	20	703	30	592	61
31	Verschiedene Ausgaben	—	—	—	—	192	77	229	5	193	50
	Summa der Ausgaben	64 436	62	106 300	3	110 131	5	119 577	81	128 304	49
	Hiervon sind zu kürzen: die eigenen Einnahmen	22 647	31	40 064	54	42 126	71	47 300	15	47 666	60
	Es ergiebt sich hiernach ein Staats-Zuschussbedarf von	41 789	31	66 235	49	68 004	34	72 277	66	80 637	89
	Gegen den Etat:	24 165 weniger.	69	280 mehr.	49	3 920 weniger.	66	352 mehr.	66	2 370 mehr.	89
	Kranken-Verpfleg-Tage	17 731		37 960		40 492		43 138		47 225	

[1] Excl. Oberwartepersonal. — Die Gehalte der Aufseher bez. Wärter — 13 — variiren zwischen 750 und 540 M. und die der Wärterinnen — 13 — zwischen 480 und 360 M. jährlich. (Ausser dem baaren Gehalte erhält das Wartepersonal noch freie Verpflegung).

Erklärung der Pläne.

Tafel I.

Fig. 1. Situations-Plan.

A Hauptverwaltungs-Gebäude } Central-Gebäude.
BB Krankenflügel }
C Wirthschaftsgebäude.
D Maschinenhaus.
v Ventilatoren-Kammer (Eintrittsstelle der Ventilations-Luft).
t Wasserthurm.
E Isolir-Pavillon für ansteckende Kanke.
F Director-Wohnung.
1 Garten der Frauenabtheilung für Ruhige.
2 Garten der Männerabtheilung für Ruhige.
3 Garten für unruhige Frauen.
4 Garten für unruhige Männer.
5 Garten des Pavillons.

Fig. 2. Souterrain des Centralgebäudes etc.

1 Ventilations-Canal.
2 Raum zur Vorwärmung der Luft.
3 Heiz-Canal der Männerabtheilung.
3′ Heizcanal der Frauenabtheilung.
4 Heiz-Kammern (Warm-Wasser) unter den Zellen
x Keller für das Oberwartepersonal.
y ungeheizte } Werkstätten.
z heizbare }

Tafel II.

Fig. 3. Parterre des Centralgebäudes etc.

Fig. 4. Erste Etage.

Fig. 5. Zweite Etage.

Fig. 6. Parterre des Isolir-Pavillons.

1 Wohnräume.
2 Schlafräume.
3 Spül- (Thee-) Küchen.
4 Closets.
5 Bäder.
6 Isolir-Zellen.
7 Garderoben.
8 Aerztliche Untersuchungszimmer.
9 Billardzimmer. 9′ Speisezimmer.
10 Zimmer des Predigers.
11 Capelle.
12 Oberwartepersonal.
12 Magazine desselben.
14 Centralbad-Vorraum.

α Zimmer zu chemischen Bädern.
Zimmer zu elektrischen Bädern.
β Warmluft-Bad.
γ Douche-Raum.
δ Dampfbad.
ε Heissluft-Bad.

I Ruhige schwache Männer. 2. Cl.
II Rüstige schwache Männer. 2. Cl.
III Ruhige Männer. 1. Cl.
IV Halbruhige Männer.
V Unruhige Männer.
VI Wachstation do.
VII Ansteckende do.
L Lichthöfe.

I' Ruhige schwache Frauen. 2. Cl.
II' Ruhige rüstige Frauen. 2. Cl.
III' Ruhige Frauen. 1. Cl.
IV' Halbruhige Frauen.
V' Unruhige Frauen.
VI' Wachstation do.
VII' Ansteckende do.
,v' Corridor vor den Zellen der Unruhigen.
b' Isolirzelle für fieberhafte Infectiöse.

o Corridore.
a b Expedition.
c Garderobier.
d Portier.
e 1. Assistenzarzt.
g Wartezimmer.
f Vestibül.
h Auditorium.
i Bureau des Directors etc.
k Bibliothek — und (rechts hinten Fig. 4) Jalousie-Kopf zu Ventilationszwecken.
l chemisches Arbeitszimmer.
m mikroskopisches Arbeitszimmer.
n Gehirn-Sammlung.
J Wohnung des Inspectors.
As Wohnung des 2. Assistenzarztes.
K Küche.
Z Zuputzraum.
Sp Speisekammer.
M Magazine des Inspectors.
M' Raum zum Wäsche-Sortiren.
W Waschanstalt (mit Maschinenbetrieb).
w zur Waschanstalt gehörig (Plätt-, Mangel-Räume, Magazine etc.).
z Wohnzimmer für Maschinisten, Wirthschafterin, Mägde etc.

Fig. 1.

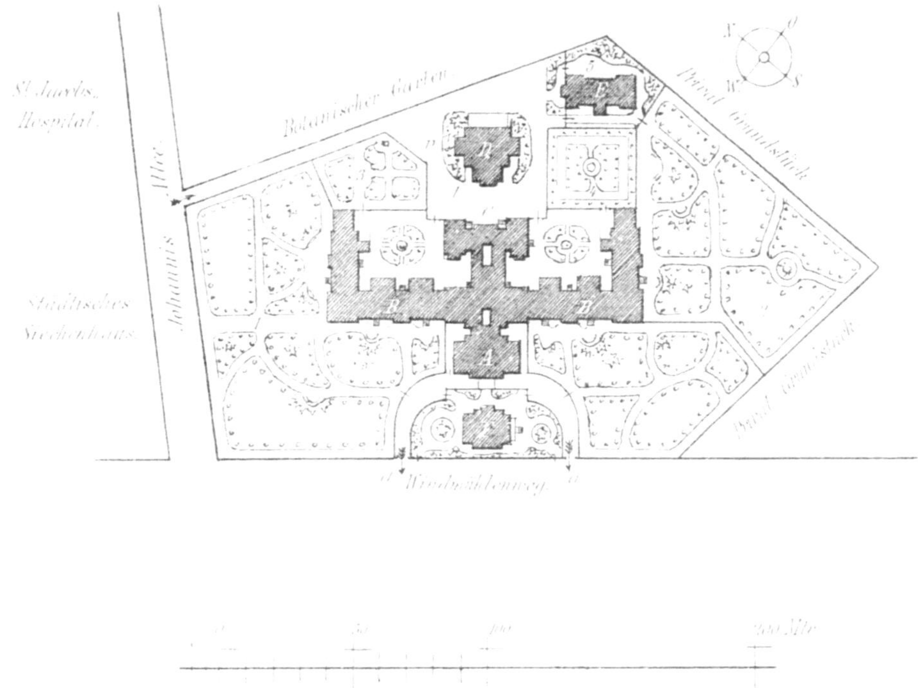

Fig. 2.

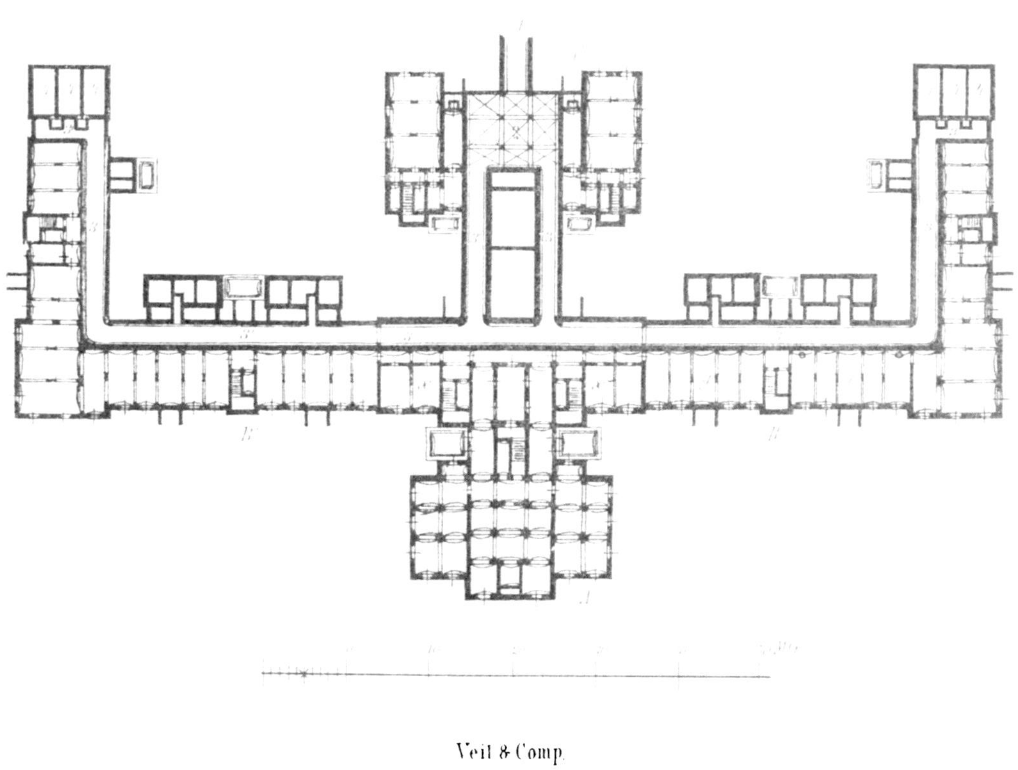

Veit & Comp.

Fig. 4.

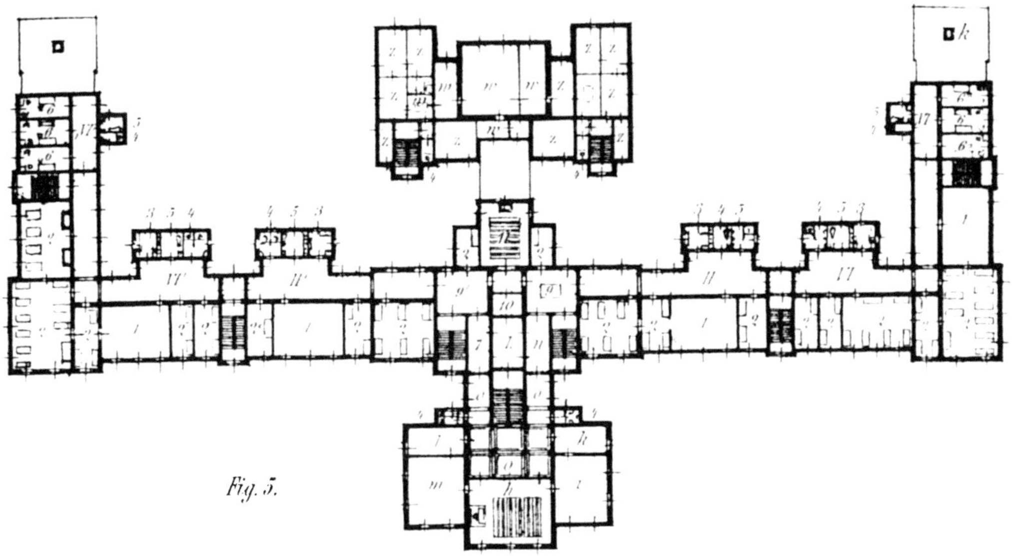

Fig. 5.

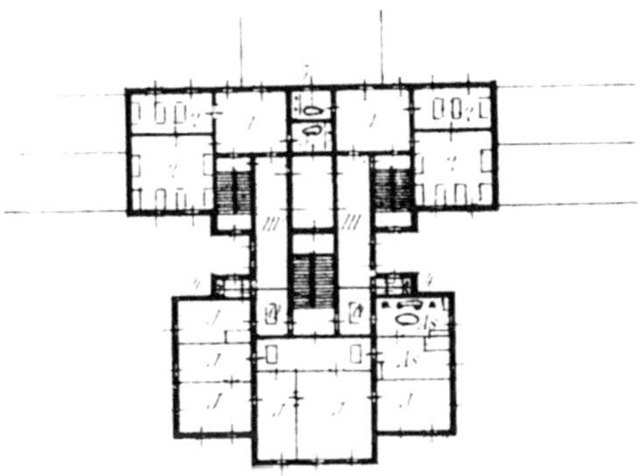

Fig. 6.

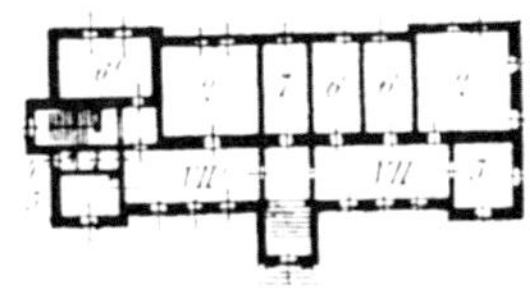

Fig. 3.

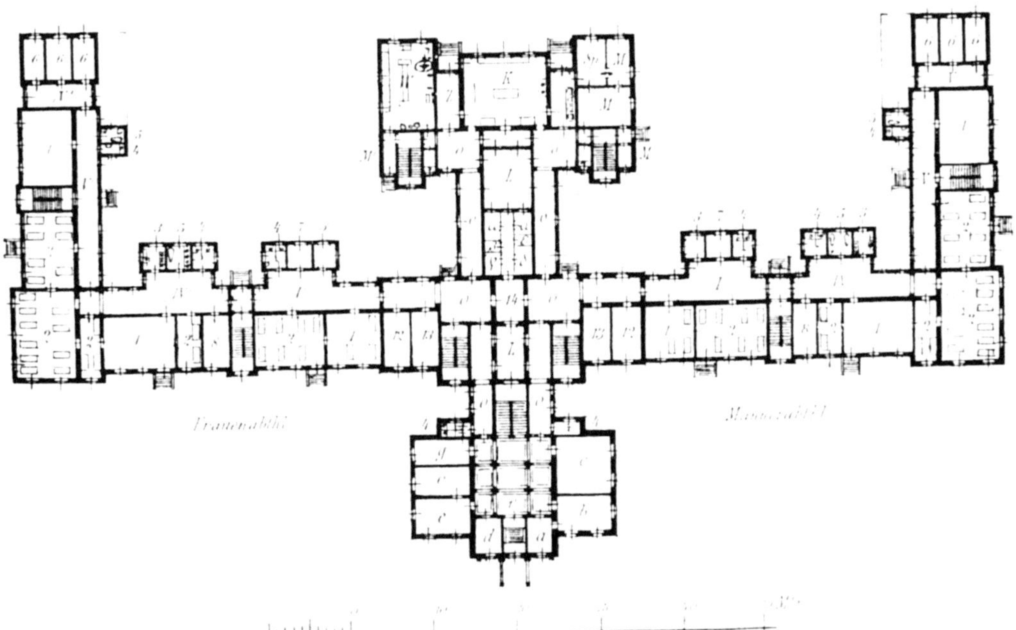

Veit & Comp.

Druck von Metzger & Wittig in Leipzig.

FSC
www.fsc.org
MIX
Papier | Fördert
gute Waldnutzung
FSC® C083411

Zeitfracht Medien GmbH
Ferdinand-Jühlke-Straße 7
99095 Erfurt, Deutschland
produktsicherheit@kolibri360.de